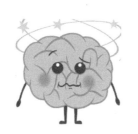
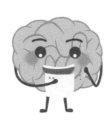
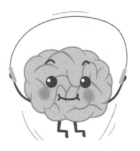

NAOCUZHONG KEPU ZHISHI

脑卒中科普知识

● 廖振南　主编

钦州市第二人民医院　组织编写

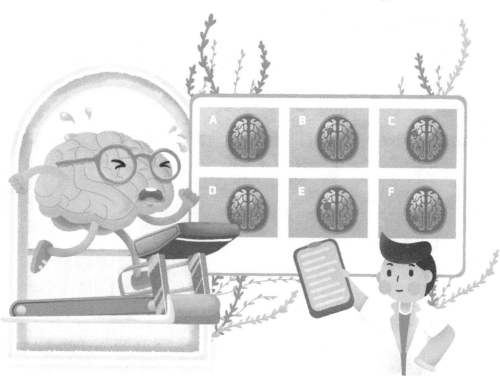

广西科学技术出版社

图书在版编目（CIP）数据

脑卒中科普知识 / 廖振南主编 .—南宁：广西科学技术出版社，2022.12（2023.11重印）
ISBN 978-7-5551-1914-2

Ⅰ. ①脑… Ⅱ. ①廖… Ⅲ. ①脑血管疾病—普及读物 Ⅳ. ①R743-49

中国版本图书馆CIP数据核字（2022）第239752号

脑卒中科普知识
廖振南　主编
钦州市第二人民医院　组织编写

责任编辑：黎志海　张　珂　　　　　封面设计：韦宇星
责任印制：韦文印　　　　　　　　　责任校对：冯　靖

出 版 人：卢培钊
出版发行：广西科学技术出版社　　　地　　　址：广西南宁市东葛路 66 号
网　　址：http://www.gxkjs.com　　　邮政编码：530023

经　　销：全国各地新华书店
印　　刷：北京虎彩文化传播有限公司

开　　本：787 mm×1092 mm 1/16
印　　张：4　　　　　　　　　　　字　　数：67 千字
版　　次：2022 年 12 月第 1 版　　　印　　次：2023 年 11 月第 2 次印刷
书　　号：ISBN 978-7-5551-1914-2
定　　价：30.00 元

编委会

主　编　廖振南（钦州市第二人民医院）

副主编　（排名不分先后）

邓海青（钦州市第二人民医院）

韦瑞文（钦州市第二人民医院）

褟彩霞（钦州市第二人民医院）

宁世金（钦州市第二人民医院）

黄载文（钦州市第二人民医院）

郑智婷（钦州市第二人民医院）

秦培英（钦州市第二人民医院）

杨开杰（钦州市第二人民医院）

周传凯（钦州市第二人民医院）

黄渊智（钦州市第二人民医院）

吴　亮（钦州市第二人民医院）

彭　富（钦州市第二人民医院）

梁宝毅（钦州市第二人民医院）

黄家建（钦州市第二人民医院）

周玉琼（钦州市第二人民医院）

绘　图　班雄峻（钦州市第二人民医院）

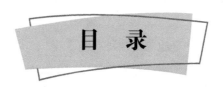

目 录

第一章　基础知识

第二章　防治知识

第三章　危险因素

第四章　谣言与误区

第五章　脑卒中典型病例谈

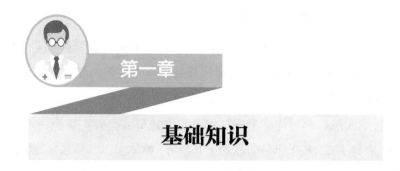

基础知识

一、脑卒中到底是什么

脑卒中，简称卒中，又称中风，是一种由于脑部血管突然破裂或因血管阻塞导致血液不能流入大脑而引起脑组织损伤的急性脑血管疾病，包括脑出血和脑缺血两种。脑卒中以发病率高、致残率高、死亡率高、复发率高（四高）而著称。

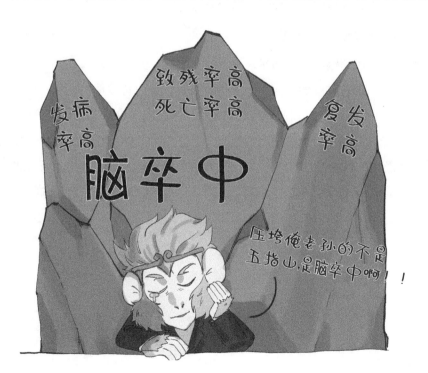

二、脑卒中在中国

1. 脑卒中是我国第一大死因

我国是脑卒中发病的重灾区，2017年6月《中国心血管疾病报告》指出，中国脑卒中现患人数约1300万人，每年新发脑卒中病例约200万例，死残率高达30%～40%，高危非致残患者2000万人。同时发现1993～2013年的20年间，我国脑血管疾病患病率整体呈上升趋势，其中城市脑血管疾病患病率（12.1‰）有所下降，农村（12.3‰）仍呈明显的上升趋势，整体上以每年8.7%的速度增长。

国际权威医学杂志《柳叶刀》曾经发表论文《1990—2017年中国及其各省份死亡率、发病率和危险因素：2017年全球疾病负担系统分析》，该论文由中国疾病预防控制中心与美国华盛顿大学健康测量及评价研究所（IHME）合作完成，是一项关于中国人口健康的全面研究报告，分析了1990～2017年中国34个省（直辖市、自治区）居民的死亡原因，显示中国居民第一大死亡原因是脑卒中。

脑卒中给中国的家庭和社会带来了沉重的负担和巨大的经济损失。在中国，疾病防治的重点是慢性病，慢性病的防治重点是脑卒中。

2. 脑卒中发病率"北高南低"

总体而言，中国脑卒中发病呈现出"北高南低"的特点。

为什么会出现这种局面？四川大学华西医院神经内科教授刘鸣等人在《柳叶刀·神经病学》发表的《中国脑卒中防治：进展与挑战》一文曾尝试解答这个问题。

多个可能导致脑卒中的高危因素呈现"北多南少"的特点，如吃盐。高血压和脑卒中的发病与高钠摄入有关，中国北方居民每天盐的摄入量约为南方居民的2倍。文章同时还提到了北方的一个饮食特点：常吃腌制蔬菜，这类食物含有大量的盐。

三、脑卒中筛查及危险因素调查

脑卒中产生的后果如此严重，早期防治尤为重要。现在多种癌症都推出筛查项目，那么，脑卒中有筛查项目吗？答案是有的。脑卒中筛查及危险因素调查分为可干预的危险因素和不可干预的危险因素。

1. 不可干预的危险因素

引起脑卒中不可干预的危险因素有年龄、性别、遗传、种族。

年龄　　　　　　　　　　　　　　　性别

遗传

种族

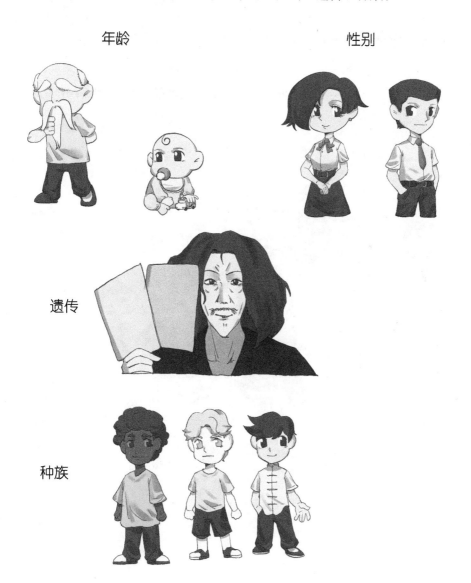

2. 可干预的危险因素

引起脑卒中的可干预的危险因素如下。

①高血压：高血压患者的脑卒中发病率为普通人的 4 倍，血压降至正常时可降低 38% 的发病率。

②糖尿病：糖尿病患者的脑卒中发病率为普通人的 3.6 倍，容易并发大小动脉粥样硬化。

③心脏病：房颤患者脑卒中发病率为普通人的 4 倍。

④高脂血。

⑤吸烟：吸烟者脑卒中发病率为普通人的 2 倍。

⑥肥胖。

⑦服用避孕药：服用避孕药可使人体血液黏稠度增加，易导致脑卒中发病。

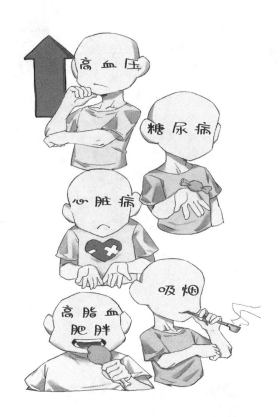

四、缺血性脑卒中的"凶手"——血栓

1. 什么是血栓

血栓通俗地说就是"血块",它像塞子一样堵塞了身体各部位的血管,导致相关脏器没有血液供应,造成突然死亡。血栓形成是指在动脉或静脉中形成血凝块的过程,是三大致死性心脑血管疾病(心脏病、脑卒中和静脉血栓栓塞症)的主要原因。

2. 为什么身体里会有血栓

人体血液中存在着凝血系统和抗凝系统。在正常情况下,两者保持着动态平衡以保证血液在血管中正常流动,不会形成血栓。但在特殊情况下,如血流变缓、凝血因子病变、血管损伤等导致凝血功能亢进或抗凝功能削弱,则会打破这种平衡,使人处于"易栓状态"。

在长时间乘坐火车或飞机的途中,由于缺少水分和运动,下肢静脉血流速度会减慢,血液内的栓块更易挂壁、沉积,形成血栓。又如,当人体内血管受损后,血栓开始自动形成以修复血管壁,保护血液不再外流。通过反馈机制来调节血块形成的速度和大小,正常情况下,当受损部位痊愈后,血块会自动降解并消失。可当凝血因子病变或一些其他原因导致血块形成过程出现问题时,就会导致高凝状态发生,痊愈之后血块仍然会增加,形成异常或过量的血栓阻塞血管。

3. 引发血栓的主要原因

(1)长期住院会导致 2/3 以上的患者出现下肢血栓。这是可预防的住院患者死亡的首要原因。

(2)手术,尤其是髋关节手术、膝关节手术和癌症手术,会给患者带来更大的血栓风险。

(3)长时间不运动,例如长期卧床休息或长途旅行时久坐,没有站立或来回走动,也会增加血栓风险。

(4)对于女性而言,使用含雌激素的药物,如口服避孕药和激素替代疗法及怀孕或刚生产完,也有形成潜在、致命的下肢或肺部血栓的更高风险。

（5）高龄，80 岁的人所承受的风险是 40 岁的人的 5 ～ 6 倍。

（6）家族史，如果家里的某个人曾经出现过血栓，那么家庭成员出现血栓的风险可能更高。

（7）肥胖也是一个风险因素。肥胖者 (体重指数 > 30) 患静脉血栓栓塞症的风险是非肥胖者的 2 ～ 3 倍。肥胖在全世界范围流行，是一个很重要的风险因素，但通常是可以避免的。

4. 怎样预防血栓形成

（1）参加体育运动

运动能促进血液循环，使血液稀释、黏滞性下降。如做体操、打太极拳、跳老年迪斯科、骑自行车、散步、慢跑、游泳等。

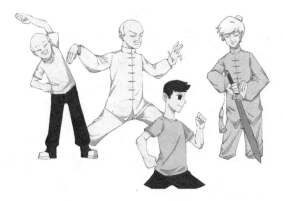

（2）睡前和晨起喝杯水

平时养成饮水习惯。成人每天饮水 1000 ～ 2000 mL，可降低血液黏稠度，对预防血栓形成很有好处。

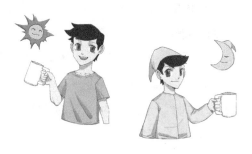

（3）增加高密度脂蛋白的摄入

高密度脂蛋白不仅沉积在血管壁上，还能促进沉积在血管壁上的极低密度脂蛋白溶解，使血流通畅，防止动脉硬化。运动和饮食调节可增加高密度脂蛋白，经常吃洋葱、大蒜、辣椒、四季豆、菠菜、芹菜、黄瓜、胡萝卜、黑木耳、苹果、葡萄等也有助于调节高密度脂蛋白。

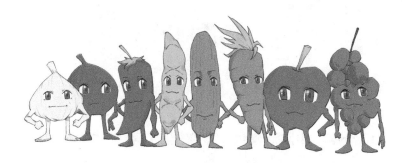

如果觉得有形成血栓的风险，要及时咨询医生。例如，一些中老年人或做过外科手术、血管受过损伤的人群，应去医院血栓与抗凝门诊或心血管专科做一次血栓相关的凝血因子异常筛查，并定期进行临床检测，如果存在病变情况，就要尽快采取措施。

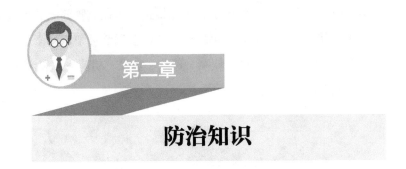

第二章

防治知识

一、10 个脑卒中防治建议，教你摆脱脑卒中"魔咒"

1. 控制血压。
2. 预防和治疗其他相关疾病如冠心病、风心病、糖尿病、高脂血症等。

3. 杜绝不良习惯，尤其要戒烟戒酒。

4. 控制体重。保持良好的饮食习惯，提倡高蛋白、低脂、低盐及富含纤维素、钙和维生素的饮食。

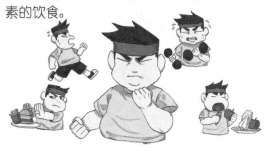

5. 注意生活规律，保持大便通畅，避免过度劳累，保证充足的睡眠时间。

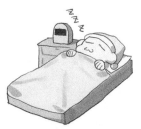

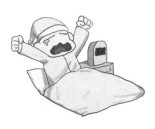

6. 善于调节和充实精神生活，保持心境平静，避免紧张、激动及其他不良情绪。

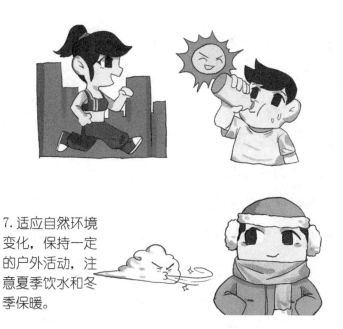

7. 适应自然环境变化，保持一定的户外活动，注意夏季饮水和冬季保暖。

8. 保持适当的运动锻炼，尤其注意颈椎运动。

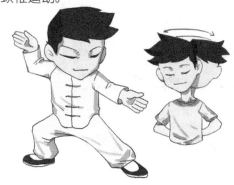

9. 定期检查身体或随诊，遵从医生指导和按医嘱用药。

10. 发生疑似脑卒中先兆时应及时就医。

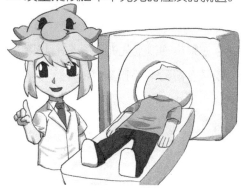

二、快速识别脑卒中先兆

识别脑卒中先兆很重要。常见的脑卒中先兆有以下 12 点。

1. 头晕，特别是突然感到眩晕。

2. 肢体麻木，突然感到一侧面部或手脚麻木，有的为舌麻、唇麻。

3. 暂时性吐字不清或讲话不灵活。

4. 肢体无力或活动不灵活。

5. 与平时不同的头痛。

6. 不明原因地突然跌倒或晕倒。

7. 短暂意识丧失或性格和智力的突然变化。

8. 明显全身乏力，肢体软弱无力。

9. 恶心呕吐或血压波动。

10. 整天昏昏欲睡，或处于嗜睡状态。

11. 某一侧肢体不自主地抽动。

12. 双眼突然看不清眼前的事物。

如果出现以上先兆，就要警惕脑卒中的发生，必须及时就诊，让专科医生来判断是否需要干预和及时治疗。

三、三步识别脑卒中，牢记"中风 1-2-0"

我国脑卒中发病率居高不下的原因在于很多人发生了脑卒中却不知道，有的即使意识到可能发生了脑卒中，也不会立刻到医院就诊，错过了最佳的治疗时间。尤其是缺血性脑卒中，如能在发病 4.5 小时内及时到医院进行急诊溶栓治疗，大部分患者的生命可以得到挽救，终身残疾也可以得到预防。

为了降低脑卒中的致残率，早发现、早治疗显得十分重要。对于老百姓来说，怎样才能快速识别脑卒中呢？"中风 1-2-0"是一个十分有效、可行的策略。

"中风 1-2-0"将全国人民都熟知的医疗急救电话号码 120 拓展为一个口诀，帮助患者快速识别脑卒中。这 3 个数字转化为 3 个识别脑卒中的方法：

1. 看：一张脸不对称。　2. 查：两只手臂单侧无　0. 聆听：说话口齿不清。
力，不能抬起。

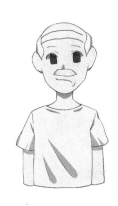
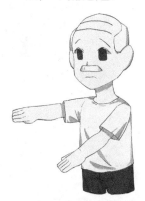
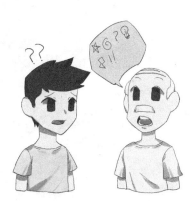

如果有以上任何症状突然发生
立刻拨打急救电话 120

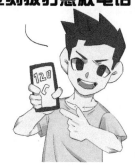

四、突发脑卒中怎么办

要牢记：时间就是生命！
　　一旦怀疑脑卒中立即拨打急救电话120，尽可能快速、安全地将患者转移到最近的脑卒中治疗医院或脑卒中中心进行救治。

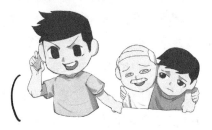

120吗？这里是某某地，有人突发脑卒中！

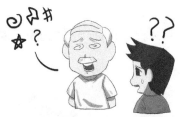

说话嚼舌，口齿不清

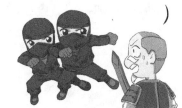

突然看东西有重影或伴有眩晕

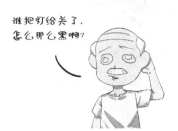

眼前发黑或者视线模糊

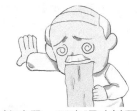

突然眩晕，恶心呕吐甚至伴有心慌出汗等

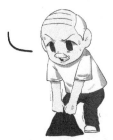

单侧手脚或面部发麻无力

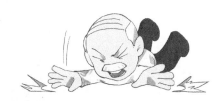

无预兆的突然跌倒或神志不清

在此期间，将患者去枕平卧，松开患者衣领，禁止来回转动患者头部；家属或旁观者应陪同患者到医院，如脑梗死在时间窗内（最好 3 小时之内）到达医院，若无溶栓禁忌证，可以进行溶栓治疗使血管再通，相当一部分患者可取得良好的愈后效果。出血性脑卒中根据病情选择治疗方式，若有中大量出血、脑疝形成趋势的患者，可行微创外伤手术清除血肿或血肿腔置管引流，把血引流出来。总之，越早治疗效果越好，切莫拖延。

五、如何预防脑卒中

是否可以通过一些措施来预防脑卒中的发生以及改变脑卒中的进程，从而改善脑卒中的预后呢？要知道，90% 的脑卒中是完全可以筛查出来的。

1. 改善日常生活习惯

日常生活饮食习惯与脑卒中的发生关系密切，如高盐高脂饮食、吸烟、饮酒、缺乏体育锻炼等都已证实是导致脑卒中的危险因素。因此，脑卒中的预防要以"健康四大基石"为主要内容，即"合理膳食，适量运动，戒烟限酒，心理平衡"。日常生活行为要注意以下10点。

（1）注意气候变化。

（2）饮食要清淡。

（3）饮水要充足。

（4）适度增加体力活动，不要超量运动。

（5）克服不良嗜好，如戒烟、戒酒等。

（6）防止过度劳累。

（7）老年人应防止体位改变过快、便秘。

（8）看电视、上网等时间不要太久。

（9）保持情绪稳定。

（10）定期进行健康体检，发现问题早防早治。

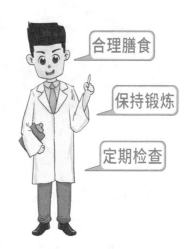

2. 脑卒中筛查

除改变不健康的生活方式外，还要注意进行脑卒中筛查。

脑卒中筛查适宜人群：年龄在 40 岁以上，有吸烟、酗酒习惯的人群，肥胖人群，有脑卒中家族史的人群，高血压、糖尿病、高脂血症、高尿酸血症的人群，均应定期进行脑卒中筛查。

脑卒中筛查检查项目包括血脂、血糖、尿酸、血同型半胱氨酸等血液生化检查，血压、心电图、血管超声（B 超和 TCD），以及相应的血管 CTA、MRA、DSA 等影像学检查。影像学检查的目的主要是评估患者血管健康水平，血管是否有动脉硬化斑块、血管狭窄程度以及斑块是否稳定，这些可以通过 TCD、B 超和高分辨血管 MRI、微栓子监测来检测。

六、急性缺血性脑卒中，普通老百姓还需要了解

1. 时间就是大脑！时间就是生命！

一旦发生脑卒中，应该争分夺秒抢救，早识别、早发现、早送达脑卒中中心，并施行专业的治疗，不要让宝贵的时间流逝。时间流逝就是大脑丢失！许多情况下，及时、有效地治疗可以减少甚至消除急性缺血性脑卒中引起的脑损伤。

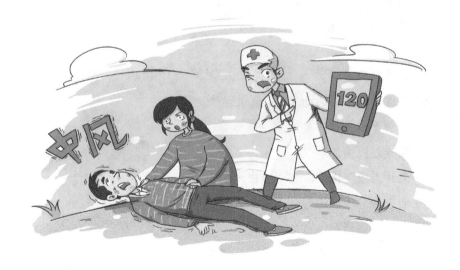

2. 及时开通血管可免除后遗症

如果发生了缺血性脑卒中，要第一时间开通血管，重新恢复血流。如果在合适的时间内重新恢复血流，脑卒中可能被完全治愈，而不留任何后遗症。脑卒中

从前不可治愈的观念将被打破。

紧急开通血管的手段包括静脉溶栓和机械取栓。机械取栓需要在脑卒中发生后较短的时间内进行手术，能够及时救治的患者相对较少。随着医疗技术的进步，脑卒中的有效救治时间已延长到 16 小时甚至 24 小时。

3. 对区域性脑卒中建设应有所了解

目前中国在推进各级脑卒中中心（脑卒中防治中心、高级脑卒中中心和国家示范脑卒中中心）的建设，包括脑卒中网络、脑卒中地图等，但各地技术发展并

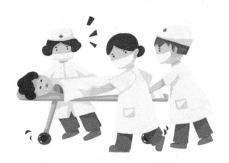

不平衡，脑卒中网络目前还没有完全建立起来，因此对活动区域内（3 km、20 km、100 km）医疗机构的脑卒中救治水平应有所了解，以备脑卒中发生时第一时间将患者送达至少能进行静脉溶栓的医疗机构。

4. 寻求远程医生帮助

中国是一个亲情社会，亲属关系相对复杂。人们在重大疾病来临或面临重大抉择时，常常会找身边可依赖的朋友或专业人员，通过电话或微信来咨询。低年资医生可向高年资医生或脑卒中中心专家咨询，这种情况在脑卒中急诊处理中得到鼓励，但当远程医生与现场医生的意见有冲突时应以现场医生的意见为准。脑卒中血管内治疗在大的脑卒中中心开展已经较成熟，就如我们老百姓熟知的心脏介入，目前这项脑卒中介入技术正在普及，而远程医学或远程脑卒中中心的建设，则可以使更多的患者受益，为刚开展工作的基层单位提供技术保障。

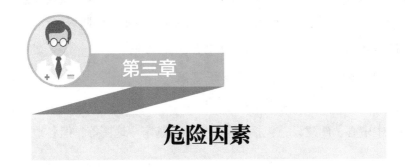

第三章

危险因素

INTERSTROKE 研究是一项关于脑卒中的大型病例对照研究，2010 年该研究确立了脑卒中十大危险因素。

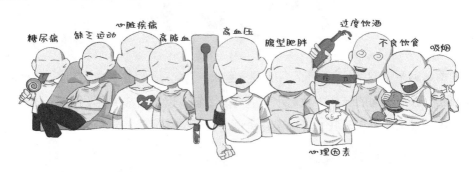

脑卒中十大危险因素

大约 90% 的脑卒中与上述 10 个危险因素有关。其中，高血压是最主要的危险因素。这些危险因素大多与不良的生活方式有关，改善生活方式可以有效地预防脑卒中。

一、吃盐太多容易中风

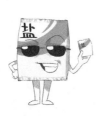

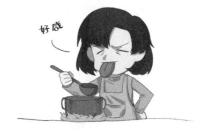

根据《中国居民膳食指南（2022）》建议，成年人每日摄入的盐应少于 5 g，但中国人实际摄入量远远超出了该建议值。

2018 年 8 月《柳叶刀》发布的一份研究显示，中国被调查群体中有 80% 以上的人日均盐摄入量大于 12.5 g，是推荐量的 2 倍多。

二、糖尿病

糖尿病是一种终身性疾病，同时也是一种严重危害人类健康的慢性疾病，必须终身治疗，其与脑卒中的发生有直接的相关性。

对于糖尿病的治疗，提倡"五驾马车"原则。所谓"五驾马车"是指糖尿病的治疗不是一个单一的治疗，而是一个综合的治疗。这"五驾马车"包括糖尿病健康教育、医学营养治疗、运动治疗、药物治疗和自我监测。其中健康教育占重要的位置，糖尿病教育被誉为"治疗教育"，它除了能帮助建立良好的心理状态和生活方式，还能使患者早期发现糖尿病、了解相关知识、掌握控制糖尿病的基本技能，达到提高生活质量的目的。

1. 什么是糖尿病

糖尿病是以慢性高血糖为特征的一组异质性代谢性疾病，与遗传、自身免疫和环境因素有关，因胰岛素分泌和 / 或胰岛素作用缺陷引起糖类等代谢异常，长期病程可引起多系统损害导致眼、肾、神经及心脑血管等病的慢性并发症，严重时可发生急性并发症。主要表现为"三多一少"：多饮、多食、多尿、体重减轻，此外，还会出现皮肤干燥、瘙痒、饥饿感、视物不清、经常感到疲倦、劳累等。高血糖有时并无明显的症状，多数于健康查体时发现。

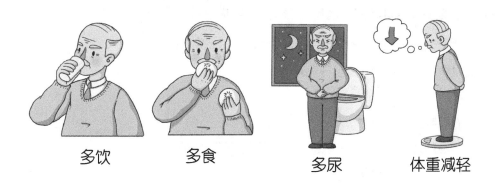

多饮　　　　　多食　　　　　多尿　　　　体重减轻

2. 糖尿病有哪些并发症

我们说糖尿病可怕，不仅在于糖尿病本身，还在于与糖尿病密切相关的各种急、慢性并发症，以及它的高致残率和高致死率。

①急性并发症：糖尿病酮症酸中毒、高渗高血糖综合征、乳酸性酸中毒、低血糖症等。

②慢性并发症：由大血管病变引起的冠心病、心肌梗死、脑卒中、下肢跛行等；由微血管病变引起的尿毒症、失明和神经病变等。

尽管糖尿病的危害很大，但只要控制好血糖，使血糖在正常范围内波动，组织细胞处于正常环境中，并发症就不容易出现，糖尿病患者也可以像健康人一样快乐的生活。

3. 怎样知道自己患了糖尿病

"三多一少"症状者，且血糖结果符合以下任意2个条件者即可诊断为糖尿病。

①空腹血糖值 ≥ 7.0 mmol/L（检查血糖的前一夜晚餐后需禁食，翌日早餐前抽取空腹血液标本检测血糖值。期间须至少8小时内无任何热量摄入）。

②餐后2小时血糖值或随机血糖值 ≥ 11.1 mmol/L（餐后2小时血糖为吃第一口饭开始计时，2小时后抽血检测血糖值；随机血糖是指一天的任意时间抽取血液标本检测血糖值，而不管上次进餐时间）。

③口服葡萄糖耐量试验2小时血糖值 ≥ 11.1 mmol/L。口服葡萄糖耐量试验：抽取空腹血液标本后，取75 g葡萄糖溶于250～300 mL水中，在5分钟之内饮完，然后于30分钟、60分钟、120分钟、180分钟分别抽取血液标本检测血糖值，目的是进行糖尿病诊断。正常人的血糖值为空腹血糖值3.9～6.1 mmol/L，餐后血糖值 < 7.8 mmol/L。如果空腹血糖值 < 7 mmol/L，餐后血糖值为7.8～11.1 mmol/L，则为糖耐量减低，这是糖尿病的前期状态。

4. 哪些人群应到医院检查确定是否得了糖尿病

糖尿病高危人群如下。

①有糖尿病家族史者。

②有肝脏疾病病史者。

③年龄超过45岁者，年纪越大患糖尿病的概率越高。

④长期高热量饮食摄入者。

　⑤肥胖及平常缺乏运动者。

　⑥有妊娠糖尿病病史，生产过重婴儿（4 kg 或以上）的妇女。

　⑦高血压、高脂血、冠心病和痛风患者以及长期吸烟、饮酒者。

　⑧工作高度紧张、心理负担重者；

　⑨长期服用精神疾病药物或抗抑郁药物。

　如果身体情况符合糖尿病高危人群9项中的其中2项或2项以上，应立刻行动起来，加入到血糖检测特别是餐后血糖检测的队伍中来，做到早预防、早诊断、早治疗，远离糖尿病，以拥有健康每一天。

5. 患了糖尿病怎么办

　确诊糖尿病后不必恐惧、失望，要接受事实，正确对待。首先要和医务人员配合，掌握基本的糖尿病知识和注意事项，其次要认识到糖尿病的严重性及治疗的必要性，它既是一种严重的全身性疾病、终身性疾病，又是一种能够控制的疾病。糖尿病治疗效果如何，完全取决于患者的努力、信心和对医务人员的信赖。

6. 糖尿病能否治愈

　糖尿病患者俗称"条件健康人"。就目前科技水平来说，糖尿病是不能治愈的疾病。有很多报纸、电视、广播打着专家的旗号和祖传秘方的幌子宣传包根治，实际都是骗人的。糖尿病患者及其家人盲目追求"根治"而停止正规治疗，延误时机，造成不可挽回的损失。奉劝大家一定要到正规医院就诊，严防上当受骗。

7. 如何做到平衡膳食

　糖尿病患者必须终生进行医学营养治疗。

　医学营养治疗的目的：纠正代谢紊乱，达到良好的代谢控制，减少动脉粥样硬化性心血管疾病（ASCVD）的危险因素，提供最佳的营养以改善患者的健康状况，保护胰岛功能。

　医学营养治疗原则：控制总热量，平衡膳食，选择多样化、营养合理的食物，少量进餐，定时定量进餐，不吸烟。

　①控制饮食中的总热量：适当控制主食用量，提倡食用糙米、全麦面和适量杂粮，限制甜食。

　②从肉、鱼、蛋、奶和大豆制品中获得优质蛋白质。糖尿病伴有肾病者限制吃大豆制品。

③饮食宜清淡，坚持低盐、低脂饮食：每日食盐摄入量不超过 5 g。避免吃含脂肪较多的食物，如动物脂肪、油炸食品、奶油蛋糕等；避免吃胆固醇含量较高的食物，如动物内脏、蛋黄、鱼籽、蟹黄等。坚果类如花生、核桃、松子等含脂肪较多，最好少吃。

④多吃蔬菜，限量吃水果。可适当多吃新鲜蔬菜、水果，特别是深色蔬菜和水果，可提供丰富的维生素、矿物质和膳食纤维，如西红柿、黄瓜可用作充饥食物；多吃些海藻类、香菇、木耳、大蒜等食物，这些食物有降胆固醇的作用。当血糖控制得较好时可限量吃水果，每日食用量不超过 200 g，可选苹果、梨、桃、橘子、柚子、草莓等。注意不要选择较甜的水果。当血糖控制不理想时，暂时不吃水果。

⑤增加膳食纤维的摄入。每日摄入 25 ~ 30 g 膳食纤维，可延缓血糖、血脂吸收，减少饥饿感，保持大便通畅。提倡食用绿叶蔬菜、豆类、块根类、粗谷物、含糖低的水果等。

⑥饮食定时定量，平衡膳食。三餐定时定量，两顿正餐间可以少量加餐（加餐并不是额外多吃，可由正餐中匀出少量食物作为加餐食品，如水果等），有利于血糖稳定，并可避免出现低血糖。三餐饮食最好主、副食搭配，餐餐都有含碳水化合物、蛋白质和脂肪的食品。

⑦限制饮酒，不限制饮水。适量饮水有利于体内代谢产物的排出和血糖的稀释。酒中含的酒精热量很高，1 g 酒精产生热量 7 kal，却不含其他营养素，且饮酒会增加肝脏负担。空腹饮酒易出现低血糖，尤其是注射胰岛素或口服磺脲类降糖药物时，应避免空腹饮酒。如果无法避免，也应尽量不饮白酒而少量饮用含酒精浓度低的啤酒、果酒。

8. 如何科学运动

运动不仅可以促进血液循环，改善心肺功能，还可以减轻体重，降低血糖和血脂，改善患者的健康状况，提高生活质量。患者应进行有规律的适量运动，循序渐进，长期坚持。

宜选择有氧运动如快走、慢跑、骑自行车、爬楼梯、游泳、爬山、跳舞、做保健操等，餐后 60 min 以后再开始运动，成年 2 型糖尿病患者每周至少 150 min（如每周运动 5 次、每次 30 min）中等强度（50% ~ 70% 最大心率，运动时有点费力，心跳和呼吸加快但不急促）的有氧运动。即使 1 次进行短时的体育运动（如 10 min），每天累计 30 min 也是有益的。每日 30 ~ 60 min，每日 1 次或每周 4 ~ 5

次，运动遵循个体化循序渐进、长期坚持，避免在运动时注射胰岛素。运动量大时需额外补充食物，避免低血糖。运动中或运动后出现呼吸困难、头晕、面色苍白等症状时，应及时减少运动量或停止运动。有急性感染、糖尿病坏疽、心脑血管疾病或严重微血管病变者禁止运动。

9. 如何预防糖尿病足及皮肤感染

糖尿病足是糖尿病最常见的一种并发症，危害较大，应引起重视。糖尿病足的预防应始于糖尿病确诊之时。主要措施：①戒烟；②每天检查足，如患者视力明显受损，应请家庭成员帮助检查足和趾甲；③经常检查鞋内是否有异物，是否有趾甲撕裂，不要赤足穿鞋；④避免皮肤温度过高或过低，足部用热水袋保暖时，应用毛巾包好热水袋；如夜间感到足冷，应穿袜子。

三、高血压

高血压从本质上说是一种生活方式病，是由多基因遗传与环境多种危险因素交互作用而形成的一种全身性疾病。正如一位专家所讲："与其说我们是面临着心脏病、脑血管疾病、恶性肿瘤、糖尿病等疾病的挑战，不如说是面临着不良生活方式和行为的考验、'现代文明病'的考验。"

1. 高血压是如何形成的

人的血液输送到全身各部位需要一定的压力，这个压力就是血压，血压是推动血液在血管内流动的动力，保证了全身的供血。随着年龄的增长，动脉硬化是一个正常的生理过程，血管的阻力也增加，血液黏稠度增加，与之相应就需要更高的血压才能保证全身各脏器的供血，高血压也就出现了。高血压的危害在于它让血管的负荷增加，同时对全身各个脏器也造成重负荷，长期作用会慢慢地出现心、脑、肾等靶器官的损害，出现脑卒中或心肌梗死，因此也被称为"无声杀手"。

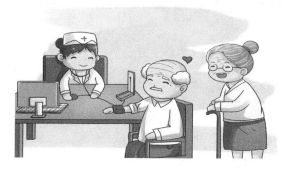

2. 高血压易患人群有哪些

①中老年人。人到中老年易患高血压，高血压患者中45%有高血压家族病史；父母无高血压，子女患高血压的概率仅为3%。老年人群中60%以上患有明显的心脑血管疾病，其中由高血压引起的相关性心血管疾病占绝大多数。全国每年有150万人因高血压引起脑卒中。

②饮食过咸的人。北方人易患高血压，其原因之一与饮食过咸有关。食盐的主要成分是氯化钠，吃得过咸会导致机体钠含量过多，血管阻力增加，心血管负担加大，导致血压升高。

③情绪激动、精神紧张的人。脾气暴躁及过于焦虑、从事脑力劳动和精神高度紧张的人，容易罹患高血压。这类患高血压人群的药物治疗疗效往往欠佳。

④血糖、血脂高的人。糖尿病患者发生动脉硬化和高血压的概率比正常人高30倍。糖尿病与高血压并存，则脑卒中及心肌梗死的发病率比正常人高2～4倍；高脂血尤其是低密度脂蛋白水平升高，与高血压、冠心病、心肌梗死的发病率成正比。

⑤超重和肥胖的人。肥胖不但可以引起高血压，而且也易导致冠心病、胆囊炎、关节炎等诸多全身性疾病。肥胖者多数嗜睡、胃口好，易形成恶性循环。减轻体重的有效方法是有规律地参加运动，适当控制饮食。

⑥吸烟的人。吸烟是高血压、冠心病最显著的危险因素。长期大量吸烟可使心率加快，血压增高。精神紧张和 A 型性格（情绪易激动急躁的性格）吸烟者，心血管意外事件和心肌梗死发生率比正常人高2～4倍。

⑦长期过量饮酒的人。近年来证实，长期大量饮酒者常合并罹患高血压、肥胖、高脂血和高血糖。

⑧生活懒散、缺少运动的人。晚间不睡、早晨不起或通宵达旦无节制娱乐的人易患高血压。

有以上危险因素的人应该注意测量自己的血压，做到高血压的早期发现、早期干预。

3. 高血压有"三高三低"的特点

高血压在中国存在"三高三低"的特点："三高"是指发病率高、致残率高、死亡率高；"三低"是指知晓率低、治疗率低、控制率低。由于知晓率直接影响对高血压的管理，人们是否能够尽早发现和治疗高血压就显得尤为重要。据

2002 年的数据调查显示，高血压的知晓率为 30.4%，2009～2010 年的数据调查显示，知晓率有所上升，达到 42%。高血压的治疗率由 2002 年的 24% 上升到了现在的 34.1%，但是高血压的有效控制率仅由 2002 年的 6.1% 上升到 2010 年的 9.3%，提高幅度依然非常小。总体而言，中国的高血压病患者，得到有效控制（血压达标）的人数还不到 10%。

4. 高血压的检测最关键

我们提倡加强血压测量，把高血压患者从人群中检测出来，同时提高高血压的知晓率，这样才能提高治疗率和控制率。有很多人对高血压有误解，如"我年轻，我不会有高血压""我没有什么症状，我也不会有高血压""人老了，血压自然就比年轻人高，不必刻意控制血压"等。其实年轻人并不是高血压的豁免人群，老年人血压高并不是自然现象，更是危害因素；有很多人认为没有太多症状，或者只是有些心悸或头痛、头晕时并不注意，后来才偶然发现得了高血压；或者因为脑出血、冠心病出现严重状况后才检查出高血压。普通人尤其是易患人群应加强高血压筛查。

5. 高血压诊断标准是什么

目前，仍以诊室血压作为高血压诊断的依据，有条件的应同时积极采用家庭血压或动态血压诊断高血压。人体正常血压 <120/80 mmHg，≥ 140/90 mmHg 为高血压，其患病率与年龄成正比。家庭血压 > 135/85 mmHg；白天动态血压 > 135/85 mmHg，或 24 小时血压平均值 > 130/80 mmHg 为高血压诊断的阈值。当然偶尔测得血压高不一定就是高血压，有可能是测量前情绪不好或精神紧张等因素所致。因此，掌握正确的测量方法尤为重要。通常自测血压的方法为连续测量 7 天，每天 6～9 时测量 1 次，每次 3 遍，取平均值；18～21 时测量 1 次，每次 3 遍，取平均值。

6. 高血压防治的目标

高血压诊断出来后就很可怕吗？其实不然，高血压是一种可防可控的慢性病，当然也不能掉以轻心。高血压防治目标是血压达标，最大限度地降低心脑血管疾病发病及死亡的危险。对于未达标者应随访观察血压变化情况、用药情况及不良反应等，并及时调整治疗方案。在此基础上，临床医师同时要关注患者的心率、血脂、血糖等其他危险因素的情况，以及靶器官损害和临床疾患等。高血压的达标措施是生活方式的干预并长期坚持（非药物治疗）、维持药物治疗。

7. 目标血压的标准是多少

一般高血压患者血压降至 140/90 mmHg 以下；老年（ > 65 岁）高血压患者的血压降至 150/90 mmHg 以下，如果能耐受，可进一步降至 140/90 mmHg 以下。一般糖尿病或慢性肾脏病患者的血压目标可以再适当降低，血压控制目标值 <130/80 mmHg。老年收缩期性高血压的降压目标水平为收缩压（SBP）140 ～ 150 mmHg，舒张压（DBP） <90 mmHg 但不低于 65 mmHg，舒张压降得过低可能抵消收缩压下降的效果。

8. 高血压防治的方法

高血压防治的重要内容是健康教育，强调高血压患者的自我管理，鼓励开展家庭自测血压，提高治疗的依从性。对公众、高血压易患人群进行健康教育，以预防、延缓高血压的发生。

（1）非药物治疗非常重要

长期坚持良好的生活方式是高血压治疗的基础，合理使用降压药是血压达标的关键，两者缺一不可。高血压确诊后，应长期坚持非药物治疗（生活方式干预），消除不利于心理和身体健康的行为和习惯，达到控制高血压以及减少其他心血管疾病发病的目的。非药物治疗有明确的轻度降压效果，如肥胖者体重减轻 10 kg 收缩压可下降 5 ～ 20 mmHg；膳食限盐（食盐 < 5 g/d），收缩压可下降 2 ～ 8 mmHg；规律运动和限制饮酒均可使血压下降。限盐是预防、治疗高血压重要而有效的措施。非药物治疗对一些轻型高血压患者可以有效控制血压，对重型高血压患者也可达到减少药物剂量，更好地促进血压达标的作用。

（2）药物治疗的实施是保障

一般对采用非药物治疗效果不佳的患者要及早使用药物。高血压的用药原则包括从小剂量开始、尽量使用长效药、联合用药和个体化治疗。

（3）高血压患者用药误区

很多患者在高血压用药方面存在一些不正确的看法。第一，很多人不愿意吃药，他们认为药物有毒、有不良反应。第二，吃了药见好就停药，不愿意长期用药。第三，在用药过程中，吃了药不监测血压，没有得到有效控制血压的结果，认为自己吃药就能控制血压。第四，一种药使用一段时间就要换药，认为一种药用的时间长了毒性更大。而正确的用药，首先，现在对高血压的控制原则是越早越好，早用早受益。其次，一种药是控制不好血压的，因为对于每个人来说，体内可能存在着几个升血压的机制，某一类药只是针对一种机制，所以在临床上，70%以上的患者都需要联合用药。最后，要坚持长期用药。原发性高血压目前根治不了，但可以通过用药把血压控制在一个很好的水平，从而大幅降低高血压带来的心血管损害以及对脏器功能的损害。

9. 健康的生活方式对预防高血压很重要

首先，要保持健康的生活方式，这样能控制一部分高血压患者的发病，如饮食、锻炼等。在饮食方面，高盐食物的摄入是高血压发病的一个机制，所以要低盐饮食，另外还要减少脂肪的摄入，以预防肥胖的发生。

其次，要注意戒烟限酒。控制吸烟，主动的和被动的吸烟都要减少。同时，饮酒的人一定要减少酒精的摄入，酒精摄入量过多也会引起血压上升。

最后，要积极运动。生命在于运动，它不但可以增强体质，而且也可以降低血压。

总之，要了解自己的血压，做到"我的血压我知晓，我的血压我管理"。

10. 有一种高血压可以被治愈

有一种高血压其实是可以被治愈的，那就是肾动脉狭窄导致的高血压。肾动脉狭窄之所以会引起高血压，是因为肾动脉狭窄会使肾脏的血流量减少，刺激肾脏内存在的肾素—血管紧张素—醛固酮系统，使血压升高，导致患者出现顽固性高血压，而且难以用药物控制。

肾动脉狭窄导致的高血压占高血压的5%～10%。引起肾动脉狭窄的原因很多，如动脉粥样硬化、纤维肌肉发育异常、多发性动脉炎、肾动脉发育不良等。

肾动脉狭窄性高血压通常有以下临床表现：①30岁以下者较多见；②病史较短；③突然发生明显的高血压，或原有的高血压突然加重；④无高血压家族史；⑤服用降压药物疗效不佳；⑥医生在患者的上腹部或腰部脊肋区听诊，可听到血管杂音；⑦有腰部外伤史。当然，最后要依靠肾动脉影像学检查才能确诊。

对单侧肾动脉狭窄患者的治疗，过去往往采用一侧肾切除的方法。如今随着医疗技术水平的提高，肾动脉重建手术和经皮腔内血管成形术（PTA）已成为治疗该病较好的方法，它们可立竿见影地使血压恢复正常。患高血压但用药效果不佳的患者，特别是青年人，应进一步做详细检查，以免误诊误治。

先知晓，再行动。面对高血压病发病率逐渐升高的严峻现实，加强对高血压病的认识，对早期预防、及时治疗有着极其重要的意义。

四、高脂血症

高脂血症可以说是文明社会中最普遍的疾病之一，也是最容易被忽略的慢性疾病，有人戏称这是一种"富贵病"，是因长期吃好、做少而引起的。

1. 血脂是什么

血脂是指血液中的脂肪类物质，其源于食物，又可在体内合成，它提供身体新陈代谢时所消耗的能量。血脂一定要在一定范围内，不然身体就会出现各种各样的问题。血液中主要有两种血脂，即胆固醇和甘油三酯。胆固醇不溶于水，在血液中，脂类需与蛋白质相结合才能被运送。不同分子量的脂类与蛋白质结合形成不同的脂蛋白，而主要与脂类结合的脂蛋白有 3 种：极低密度脂蛋白、低密度和高密度脂蛋白。其中极低密度脂蛋白主要功能是将胆固醇输送到血管壁周围，当极低密度脂蛋白含量过多时便可能透过血管内皮屏障，导致脂类物质积聚在动脉内膜中，造成动脉硬化。而高密度脂蛋白则是将胆固醇从血管壁周围运送到肝脏中进行分解。因此可以这么说，极低密度脂蛋白含量愈高则愈容易导致动脉硬化，而高密度脂蛋白含量增加则有利于保护动脉血管不被脂肪沉淀，避免动脉硬化的威胁，从而去除脑卒中的主要风险因素。

2. 哪种情况属于高脂血症

医学界最新的定义有 3 种情况属于高脂血症：

（1）血中总胆固醇浓度高于 200 mg/dL。

（2）高密度脂蛋白低于 35 mg/dL。

（3）低密度脂蛋白高于 130 mg/dL。

3. 高脂血症的成因有哪些

高脂血症的成因除了家族性遗传、肝病、糖尿病或肾脏病并发症状，不当的饮食也是重要的原因。由于饮食习惯的西化，长期食用高淀粉、高油脂、高糖分的食物，造成血液中胆固醇不断累积上升，甚至连儿童、体形瘦者、素食者也不能避免。

4. 高脂血症的并发症有哪些

高脂血症的危害广泛而深远，当胆固醇之类物质沉积于大、中动脉管壁内时，逐渐形成动脉粥样硬化，最后导致一系列严重后果。目前研究认为，高脂血症是脑卒中、冠心病、心肌梗死等疾病的重要危险因素，也是导致高血压、糖耐量异常、糖尿病、脂肪肝、肝硬化、胆石症、胰腺炎、眼底出血、血管病变、高尿酸血症等病的重要危险因素。高脂血症主要症状包括血液浑浊、胸闷、胸痛、头晕、心悸、肢体麻木、颈项僵硬、腰背肌肉紧绷酸痛、昏倦重胀感，以及肥胖、便秘、高血压、动脉粥样硬化、循环不良和心脏血管疾病等。因此，高脂血症可以说是众多疾病的根本"元凶"。

5. 为什么高脂血症会引发脑卒中

一般认为，血脂高就会出现血液黏稠度增高，导致血液在血管壁上沉淀，逐渐形成小斑块，而这些斑块会增多、增大，导致血管逐渐堵塞，使血流变慢，严重的会完全中断血液的流通。在脑血管中发生血流中断，脑卒中就发生了。

高脂血症患者由于胆固醇沉淀，导致动脉硬化，而患脑卒中的主要因素就是动脉硬化。换句话说，高脂血症可以间接引发脑卒中，而其危害主要是经过作用于血管而产生的。

6. 高脂血症应如何处理

（1）调整饮食结构

提倡每日摄入食物的能量水平以实际工作、生活需要为宜，简便易行的方法是监测自己的体重，以体重不增加、不超重为度。多吃谷类、豆类、蔬菜、水果，少吃肥肉、动物内脏、蛋黄、鸡肉皮等食物。饮食要根据个人的体质调整。

（2）适当锻炼

并不是所有的运动都能有效地降低血脂。应提倡有氧运动，如慢跑、中速步行、骑自行车、游泳等。中老年人更适合打太极拳、太极剑，这样可以消耗体内多余的脂肪，降低胆固醇，有效防止高脂血的发生。心脑血管疾病患者要适当运动，运动量减少会造成血流缓慢，血脂升高。要合理安排运动时间和控制好运动量。

（3）天气不好不提倡晨练

一是因为早晨神经系统处于抑制状态，活力不足，晨起时突然大幅度锻炼，神经兴奋性突然增高，极易诱发心脑血管疾病。二是天气寒冷，血管尤其是冠状动脉遇冷时容易收缩、痉挛，发生供血不足，并可能导致栓塞。

（4）保持良好心态

情绪激动是心脑血管疾病的大忌，冠心病、高脂血症患者尤其要放宽心，不要让情绪起伏太大。有时由于户外活动少，日照时间短，人的情绪容易出现抑郁、低落，会产生孤独感，有的人表现为烦躁易怒。这些都不利于血脂的控制。增加户外活动时间和日照时间，每天不少于1小时，可有效防止上述情况发生。

7. 高脂血症防治误区

防治高脂血症对维护人体健康至关重要。但据调查，高脂血症患者的服药率和治疗达标率都很低，这主要与患者甚至一些医生在高脂血症的防治方面，存在一些认识误区有着直接的关系。

误区一：降血脂就是降甘油三酯

研究证明，冠心病的发生、发展与血中低密度脂蛋白胆固醇水平密切相关，而是否与甘油三酯有关目前还存在争议。因此，降脂治疗最重要的是降低低密度脂蛋白胆固醇而非甘油三酯。

误区二：血脂化验结果正常就无需治疗

血脂化验检查结果正常不一定不需要治疗，关键要看患者的情况而定。例如低密度脂蛋白胆固醇为 3.4 mmol/L，对于一个无任何心血管疾病危险因素的健康人而言确属正常范围，无需降脂治疗，但对于患过心肌梗死、糖尿病及做过支架治疗或冠状动脉搭桥手术的人而言，该血脂水平则可加重病情，因此，应把低密度脂蛋白胆固醇降至 3.12 mmol/L 以下。但在化验报告中通常只把低密度脂蛋白胆固醇高于 3.64 mmol/L 标示为血脂增高，结果使迫切需要降脂的患者误认为自己无需治疗，从而耽误了治疗。

误区三：没有症状就没有疾病

高脂血症的危险之处就在于它不易被人们察觉。虽然血脂增高也存在一些蛛丝马迹，如部分患者在皮肤上可出现黄色瘤，但除眼睑处的黄色瘤易被发现外，其他部位（肌腱、肘、膝、臀或踝部等）的黄色瘤均较隐蔽，不易被察觉。

专家建议，20岁以上者应至少每5年进行一次空腹血脂谱检查，检查包括总胆固醇、低密度脂蛋白胆固醇、高密度脂蛋白胆固醇和甘油三酯等，以便及早发现病情，及早采取防治措施。

误区四：降胆固醇可诱发癌症

"血胆固醇浓度降得太低可诱发癌症"之说曾风行一时，然而大规模的临床试验结果已经推翻了这一结论，胆固醇降低不会增加非心血管疾病（如癌症等）的死亡率。

误区五：血脂正常后即可停药

人们都知道在高血压的治疗过程中，当血压长期稳定后即可逐渐减少用药的剂量和种类。但据临床观察显示，在血脂达标后，如果患者减少调脂药的药量或停药，往往会引起血脂的再次上升。因此，只要低密度脂蛋白胆固醇不低于 50 mg/uL，患者不出现严重或不能耐受的不良反应，就不应减少用药的剂量。

误区六：降脂药物副作用严重

据研究，他汀类降脂药可引起转氨酶升高、非特异性肌痛、关节痛、肌炎，以及致死性横纹肌溶解等病症。但事实上，大多数人对他汀类药物的耐受性都良好，只有 0.5% ～ 2.0% 的服药者会出现转氨酶升高，且减少用药后升高的转氨酶常可降至正常，当再次增加药量或选用同类药物时，转氨酶常不会因此再次升高。

他汀类药物在某些情况下可引起非特异性肌痛或关节痛，但严重的肌炎比较罕见，至于致死性横纹肌溶解则更为罕见。肌炎最常发生于合并多种疾病或同时使用多种药物治疗的患者。如果患者尤其是联合用药者的肌酸激酶高于正常值上限的 10 倍，则应在肌酸激酶降至正常后，再开始用药。

五、吸烟

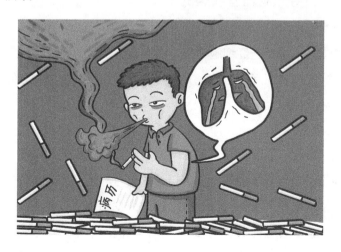

1. 吸烟与脑卒中的紧密关系

说起吸烟，很多人会想到肺癌、慢阻肺等呼吸系统疾病，其实吸烟会导致百病丛生，对全身血管系统造成重创，引起心脑血管疾病。吸烟也是导致动脉粥样硬化性心脑血管疾病的重要因素。

吸烟可增加脑血管疾病的发病率，目前已被越来越多的证据所证实。

吸烟与不吸烟对缺血性脑血管疾病的相对系数为 2.5 倍，对出血性脑血管疾病的相对系数为 2.8 倍，并指出每日吸烟量和持续时间长短与脑血管疾病发病率成正比。

吸烟是脑卒中发病的一个重要危险因素，无论是缺血性脑卒中、出血性脑卒中还是蛛网膜下腔出血都与吸烟有关，而且发病风险随着每日吸烟量的增加而增加。吸烟者脑卒中发病危险比非吸烟者早 10 年。

2. 吸烟如何伤害血管

吸烟危害血管健康的 3 个因素，第一是血管壁变厚、僵硬，第二是血流缓慢，第三是血液黏稠度增加。

用个通俗的比喻，吸烟好比一把刻刀，它一直在全身的血管内皮上划来划去，使血管内壁出现裂隙，这样血液中的血小板、白细胞、血脂、血糖、尿酸及尿素等成分有机会进入血管内膜下，造成全身血管老化、内膜增厚、斑块形成，导致血管狭窄，甚至出现血栓，从而在人体内出现各种症状和体征，表现为脑卒中、心肌梗死、下肢动脉硬化狭窄等。

3. 吸烟如何导致脑血管疾病的发生

（1）血液黏稠度增高

烟草中的尼古丁可促进红细胞聚集、白细胞沉积，使血液黏稠度增高、流动速度变慢，这样就容易引起脑血栓。有研究发现，熬夜时吸烟，会使血液的黏稠度比正常时升高 8 倍以上。

（2）内皮损伤

吸烟时烟雾中含有一氧化碳，其浓度可达 3% ～ 5%，经肺吸收到血液里，可与红细胞的血红蛋白结合成碳氧血红蛋白。碳氧血红蛋白失去携带氧的能力，这样会使血液中的含氧量大大降低，造成血管壁内皮细胞缺氧，从而引起脑血管和脑组织缺氧，使血管弹性降低，动脉发生硬化；同时烟草中的一些有害物质直接损害血管内壁，加速动脉粥样硬化。

（3）干扰脂肪代谢

烟草中的尼古丁可使高密度脂蛋白减少，低密度脂蛋白增加，血液中胆固醇增多，细胞间隙增大，脂肪沉积，最后形成动脉粥样硬化。

（4）血压升高

烟草中含有大量的尼古丁，这些有毒物质会导致体内的肾上腺素和甲状腺素分泌增多，可使心跳加快、血压升高，造成不良后果。

当吸烟损伤血管引起动脉粥样硬化斑块时，会直接引起缺血性脑卒中，比如脑梗死；当血管内壁出现损伤时，同样会增加罹患出血性血管病的风险，比如夹层动脉瘤和动脉瘤的发生。

4. 戒烟对脑卒中的好处

戒烟是预防脑血管疾病的重要措施之一。戒烟是降低脑卒中风险最经济的干预方式。

戒烟的好处：戒烟可使纤维蛋白原下降；可使白细胞计数明显降低；可使血小板聚集率下降；可改善脂蛋白构成，包括高密度脂蛋白升高、低密度脂蛋白降低；可使动脉顺应性改善；可使血液动力学改善；可改善血管疾病进展相关的炎症标志分子水平（C反应蛋白、白细胞、纤维蛋白原），并显著降低脑卒中风险。

戒烟5年后患脑卒中的风险减半。戒烟10年后脑血管突发事件（脑卒中）的风险与未吸烟者持平。如果在35岁前戒烟成功，那么人的预期寿命将和正常人一样。

可以说，选择了戒烟，就选择了一种健康清新的生活。希望广大烟民们为了孩子的健康，为了家人的健康，更为了自己，戒烟吧！

六、颈动脉斑块

1. 你的颈动脉有斑块吗

作为筛查脑血管疾病危险因素的最便捷的手段之一，颈动脉超声不但是体检的必查项目，也是神经科的常规检查。颈动脉斑块多是通过颈部B超发现的，而颈部血管彩色多普勒超声检查已经普及到县乡一级的医院。于是，颈动脉粥样硬化斑块、颈动脉粥样硬化像秋天落叶一样，随处可见。如果你进行了一次颈动脉的超声检查，报告上写道"颈动脉粥样硬化斑块形成"，该如何应对呢？

2.颈动脉斑块与颈动脉硬化有区别吗

颈动脉斑块与颈动脉硬化的病理实质都是动脉斑块的形成，最终均导致动脉硬化，常常合称为颈动脉粥样硬化斑块。两者的病情轻重不同，轻度的多称为硬化，较重者称为斑块，斑块明显时则说明硬化的程度高了，病情加重了。

3.颈动脉斑块是如何形成的

颈动脉斑块的形成是一个复杂漫长的过程，就像下水管中积存的油垢，随着时间的推移会越积越多，最终导致水管堵塞。

颈动脉斑块会随着年龄的增长而加重，动脉硬化也会随着年龄的增长而加重。颈动脉斑块最危险的因素是年龄。通常，一个人颈动脉的粥样硬化斑块大约从青春期（15岁左右）就开始了，至40岁左右变得明显，而到60岁左右，查遍颈动脉没有发现动脉硬化斑块的人就屈指可数了。

颈动脉斑块的加重是由多重危险因素导致的，包括颈动脉血管壁损伤、血管中的胆固醇沉积到血管壁、高血压、吸烟等。

①高血压是促进动脉粥样硬化发生、发展的重要因子。高血压致使血液冲击血管内膜，导致管壁增厚、管腔变细。管壁内膜受损后容易使胆固醇、脂质沉积，加重动脉粥样斑块的形成。因此，高血压是动脉粥样硬化的危险因子。

②容易诱发颈动脉粥样硬化斑块形成的因子还包括吸烟和血脂异常，尤其是低密度脂蛋白胆固醇升高、血糖异常升高、缺乏锻炼、身体内经常有炎症、高同型半胱氨酸血症、饮食不健康等。这些因素会使动脉硬化斑块加速发展或提前出现，也会更多地使动脉粥样硬化的斑块发生"火山喷发"，诱发脑血管疾病。因此，良好控制这些因素反过来就可以治疗和延缓颈动脉粥样硬化的发生和发展。

4.颈动脉斑块的危害

并不是所有斑块都是高危的。颈动脉斑块的危险主要有两点：稳定性与狭窄程度。

其一是斑块的不稳定性，也就是在血管壁上不牢固、易脱落的斑块。一旦斑块脱落，就成了血流中的栓子，随血流到达大脑而堵塞远端脑动脉，导致脑梗死的发生。其二是狭窄程度，如果斑块较小，颈动脉狭窄<50%，患者可能没有明显的临床症状。如果颈动脉狭窄>50%，患者可能出现脑供血不足等相关症状。

颈动脉斑块是导致缺血性脑卒中（即脑梗死）的重要原因之一。颈动脉斑块导致脑梗死的机制主要有以下几种：①因斑块增大导致颈动脉严重狭窄甚至闭塞；②粥样斑块破裂导致颈动脉闭塞；③部分斑块组织脱落并随血流堵塞颅内较小的动脉；④颈动脉内血栓形成并使管腔闭塞。因此，合理预防并干预颈动脉斑块形成是预防缺血性脑卒中的重要措施之一。

5. 发现颈动脉斑块如何处理

当被诊断有颈动脉斑块时，不要慌张，而需要进一步判断。

颈动脉粥样硬化的危害主要取决于颈动脉的狭窄程度和斑块的稳定性，是否需要治疗取决于危害的大小。治疗手段有健康管理、药物治疗、手术治疗（颈动脉内膜剥脱术和颈动脉支架成形术）。

最重要的治疗措施是控制脑卒中的各项危险因素，如增加运动、合理饮食、减轻体重、戒烟、不酗酒以及控制血压、血糖、血脂等。

自我认知，自我管理最重要！

合理的饮食包括多吃含维生素和纤维素较丰富的食物，如西红柿、大蒜、海带、洋葱、香菇和豆浆等。平时多样化的饮食结构、不饱和脂肪酸（初榨橄榄油）的适量食用、多摄取新鲜水果和蔬菜也有很好的软化血管的作用。三文鱼、金枪鱼、沙丁鱼等含有较多的 Omega-3，可辅助软化血管。一些活血化瘀、抗氧化的药物对于颈动脉硬化的治疗具有辅助作用。总之，良好的生活方式、健康的饮食对于颈动脉粥样硬化的防治非常重要。

部分患者需要应用他汀类药物与阿司匹林治疗（须先进行脑卒中风险评估）。有时通过他汀类药物治疗，可以将不稳定的斑块钙化，变不稳定为稳定，甚至逆转斑块。

如果颈动脉狭窄在 50％ 以下且没有临床症状，可以用降脂、抗氧化、钙拮抗剂、抗血小板聚集等药物治疗；如果超过了 70％，不管有无临床症状，都应加用其他治疗方法，包括颈动脉内膜剥脱术和颈动脉支架成形术等。

需要注意的是，已经患脑卒中者，应当定期复查颈部血管超声，追踪斑块的大小及稳定情况；定期健康体检时最好筛查颈部动脉超声，以尽早发现颈动脉斑块，可观察斑块的大小和性质，并及时咨询脑血管专科医师，调整用药，以控制病情发展。

6. 颈动脉斑块患者应关注高脂血症

颈动脉斑块患者应关注全身生理指标的平衡，包括血压、血糖、肝功能、肾功能、营养、血脂等。其中重要的指标是血脂，因为肥胖直接与高脂血症相关。

以低密度脂蛋白胆固醇或总胆固醇升高为特点的血脂异常是动脉粥样硬化性心脑血管疾病的危险因素，处理上以低密度脂蛋白胆固醇为首要干预靶点，而高密度脂蛋白胆固醇可作为次要干预靶点。低密度脂蛋白胆固醇 120 mg/dL 或 3.12 mmol/L 以下；高密度脂蛋白胆固醇 40 mg/dL 或 1.04 mmol/L 以上。

血脂异常与饮食和生活方式有密切的关系，饮食治疗和改善生活方式是血脂异常治疗的基础。无论是否选择药物调脂治疗，都必须坚持控制饮食和改善生活方式。他汀类药物是血脂异常药物治疗的基石（阿托伐他汀、辛伐他汀）；他汀类药物不耐受或胆固醇水平不达标者或严重混合型高脂血症者应考虑调脂药物的联合应用（普罗布考、依折麦布）；注意观察调脂药物的不良反应。

肥胖者应"吾日三省吾身"，尤其是节日过后要回归正常生活轨道，要经常自问：运动了吗？低盐低脂低糖饮食了吗？

七、冠心病

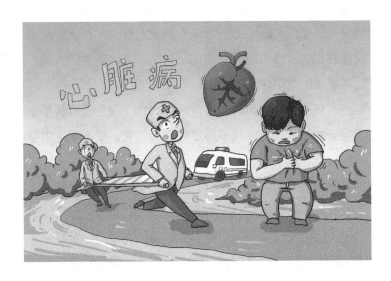

冠状动脉粥样硬化性心脏病是冠状动脉血管发生动脉粥样硬化病变而引起血管腔狭窄或阻塞，造成心肌缺血、缺氧或坏死而导致的心脏病，常常被称为冠心病。但是冠心病的范围可能更广泛，还包括炎症、栓塞等导致血管腔狭窄或闭塞

的情况。世界卫生组织将冠心病分为五大类：无症状心肌缺血（隐匿性冠心病）、心绞痛、心肌梗死、缺血性心力衰竭（缺血性心脏病）和猝死。临床中常常分为稳定性冠心病和急性冠状动脉综合征。

1987～1993年我国多个省（直辖市、自治区）35～64岁人群调查发现，冠心病发病率最高为108.7/10万（山东青岛），最低为3.3/10万（安徽滁州），有较显著的地区差异，北方地区普遍高于南方地区。冠心病的患病率城市为1.59%，农村为0.48%，合计为0.77%，呈逐年上升的趋势。冠心病在美国和许多发达国家排在死亡原因的第一位。

1. 冠心病的危险因素

冠心病的危险因素包括可改变的危险因素和不可改变的危险因素。了解并干预危险因素有助于冠心病的防治。

可改变的危险因素有高血压、血脂异常（总胆固醇过高或低密度脂蛋白胆固醇过高、甘油三酯过高、高密度脂蛋白胆固醇过低）、超重/肥胖、高血糖/糖尿病，不良生活方式包括吸烟、不合理膳食（高脂肪、高胆固醇、高热量等）、缺少体力活动、过量饮酒，以及社会心理因素。

不可改变的危险因素有性别、年龄、家族史。此外，还与感染有关，如巨细胞病毒、肺炎衣原体、幽门螺杆菌等感染。

2. 冠心病的发作诱因

冠心病的发作常与季节变化、情绪激动、体力活动增加、饱食、大量吸烟和饮酒等有关。

3. 冠心病的典型临床症状

（1）典型胸痛

因体力活动、情绪激动等诱发，表现为突感心前区疼痛，多为发作性绞痛或压榨痛，也可为憋闷感。疼痛从胸骨后或心前区开始，向上放射至左肩、臂，甚至小指和无名指，休息或含服硝酸甘油可缓解。胸痛放射的部位也可涉及颈部、下颌、牙齿、腹部等。胸痛也可在安静状态下或夜间出现，由冠脉痉挛所致，也称为变异型心绞痛。

（2）非典型症状

一部分患者的症状并不典型，仅仅表现为心前区不适、心悸或乏力，或以胃肠道症状为主。某些患者甚至可能没有疼痛，如老年人和糖尿病患者。

（3）猝死

约有 1/3 的患者首次发作冠心病表现为猝死。

（4）其他

可伴有全身症状，如发热、出汗、惊恐、恶心、呕吐等。合并心力衰竭的患者可出现全身症状。

4. 如何诊断冠心病

冠心病的诊断主要依据典型的临床症状，再结合辅助检查发现心肌缺血或冠脉阻塞的证据，以及通过心肌损伤标志物判定是否有心肌坏死。发现心肌缺血最常用的检查方法包括常规心电图和心电图负荷试验、核素心肌显像。有创性检查包括冠状动脉造影和血管内超声等。但是冠状动脉造影正常不能完全排除冠心病，通常首先进行无创、方便的辅助检查。

5. 冠心病治疗的 ABCDE 五项基本原则

生活方式干预和药物治疗是冠心病治疗的基础，概括起来就是 ABCDE。无论是做支架还是做搭桥，必须谨记，血运重建治疗不能代替药物治疗和生活方式干预。

（1）阿司匹林（Aspirin），血管紧张素转化酶抑制剂（ACEI）；

（2）降压（Blood pressure control），β 受体阻滞剂（β -blocker）；

（3）戒烟（Cigarette quitting），降低胆固醇（Cholesterol-lowering）；

（4）合理饮食（Diet）与控制糖尿病（Diabetes control）；

（5）运动（Exercise）与教育（Education）。

6. 冠心病的治疗措施有哪些

冠心病的治疗措施包括：①生活习惯改变，戒烟限酒，低脂低盐饮食，适当体育锻炼，控制体重等；②药物治疗，抗血栓（抗血小板聚集、抗凝），减轻心肌氧耗（β 受体阻滞剂），缓解心绞痛（硝酸酯类），调脂稳定斑块（他汀类调脂药）；③血运重建治疗，包括介入治疗（血管内球囊扩张成形术和支架植入术）和外科冠状动脉旁路移植术。药物治疗是所有治疗的基础。介入和外科手术治疗后也要坚持长期的标准药物治疗。对同一患者来说，处于疾病的某个阶段时可用药物理想地控制，而在另一阶段时单用药物治疗往往效果不佳，需要将药物与介入治疗或外科手术合用。

7. 哪些冠心病患者需要做心脏支架治疗

经皮冠状动脉腔内血管成形术（PTCA）应用特制的带气囊导管，经外周动脉（股动脉或桡动脉）送到冠脉狭窄处，充盈气囊可扩张狭窄的管腔，改善血流，并在已扩开的狭窄处放置支架，预防再狭窄。还可结合血栓抽吸术、旋磨术。适用于药物控制不良的稳定型心绞痛、不稳定型心绞痛和心肌梗死患者。心肌梗死急性期首选急诊介入治疗，时间非常重要，越早越好。

以下情况的患者需要做 PTCA：①年纪较轻的冠心病患者，为提高生活质量；②心绞痛经积极药物治疗后，病情仍然不能稳定；③虽然心绞痛症状较轻，但心肌缺血的客观证据明确，狭窄病变显著；④心脏支架治疗或心脏搭桥术后心绞痛复发，冠状动脉管腔再狭窄；⑤急性心肌梗死 12 小时以内。

8. 哪些冠心病患者需要做冠状动脉旁路移植术

冠状动脉旁路移植术（简称冠脉搭桥术，CABG）通过恢复心肌血流的灌注，缓解患者的胸痛和局部缺血、改善生活质量，并可以延长患者的生命。适用于严重冠状动脉病变的患者，不能接受介入治疗或治疗后复发的患者，以及心肌梗死后心绞痛，或出现室壁瘤、二尖瓣关闭不全、室间隔穿孔等并发症时，在治疗并发症的同时，应该行冠脉搭桥术。手术的选择应该由心内、心外科医生与患者共同决定。

9. 冠心病预防

冠心病早防早治的原则体现在治疗冠心病的各个阶段中，如果目前未患冠心病要预防冠心病的发生，医学上称为一级预防；已患冠心病的要防止冠心病的加重及并发症的发生，这是二级预防，二级预防对许多中老年隐性冠心病患者更为重要。发生心肌梗死或脑卒中要及时送到医院抢救，防止往更坏的方向发展；同时要防止心肌梗死、脑卒中等复发；最后是防止心力衰竭，心肌梗死反复发作、心脏扩大最终容易发生心力衰竭。

行心脏支架治疗或冠脉搭桥术后就万事大吉了吗？不是。手术只是本病管理的一部分，更多的内容是慢病管理，做好二级预防，防止复发。

八、房颤

1. 房颤是什么

房颤又称心房颤动，是临床上最常见的心律失常。它几乎见于所有的器质性心脏病中，在非器质性心脏病中也可发生。房颤的发病率随着年龄的增加而逐渐增高，60 岁以后增加显著。房颤发作时，患者通常会有心悸、乏力、眩晕等症状，但有时房颤发作时患者并无症状。

我国房颤的流行病学资料显示，房颤的患病率为 0.77%，男性患病率（0.9%）高于女性（0.7%），估计全国房颤患者在 1000 万人以上。从流行病学的角度来看，房颤主要发生于有器质性心脏病的老年人。诊断房颤仅依靠心电图是不够的，特别是阵发性房颤易被漏诊，需要进一步进行动态心电图检查或心电监测。

2. 房颤的危害知多少

房颤除可诱发或加重心力衰竭等外，还可引起脑卒中及导致其他部位的体循环栓塞，可使总死亡率和心血管疾病死亡率增加 2 倍。房颤患者周围动脉血栓栓塞的危险是非房颤患者的 4 ～ 5.7 倍。其中最常见的是肢体动脉的血栓栓塞，特别是下肢，半数在髂动脉段，此外肠系膜动脉栓塞、盆腔动脉栓塞、肾动脉栓塞可导致其供血器官缺血坏死。同时，房颤还可导致患者生活质量显著下降，对房颤患者的生活质量调查显示，与健康对照组比较，房颤患者的生活质量评分显著下降。

3. 房颤与脑卒中的亲密关系

房颤与脑卒中的关系亲密。房颤最严重的并发症是脑卒中，占房颤血栓栓塞并发症的 80%。房颤导致的脑卒中比动脉硬化性脑卒中更严重，死亡率更高，住院时间更长，遗留的肢体功能障碍更严重。

（1）房颤患者为什么会形成血栓，为什么容易发生脑卒中

血栓的形成与房颤时心房丧失节律性机械收缩导致左心耳血流速度减慢、血液淤滞有关。栓子脱落后直接进入颈动脉和椎动脉系统，造成脑卒中的发生。

（2）房颤患者发生脑卒中的风险有多高

房颤患者发生脑栓塞的危险是非房颤患者的 5.6 倍，老年房颤患者栓塞发生率较高，50 ～ 59 岁的患者因房颤所致的脑卒中每年发生率为 1.5%，而 80 ～ 89 岁的患者则升高到 23.5%。

（3）哪些房颤患者更容易发生脑卒中

房颤伴有高血压、糖尿病、心力衰竭、以往发生过脑卒中，年龄超过65岁的患者更容易发生脑卒中。

4. 房颤患者如何管理

恢复窦性心律（正常心律）和控制快速心室率是房颤管理的重要内容，主要药物有β受体阻滞剂和钙通道拮抗剂。房颤患者生活中的注意事项包括戒烟、限制饮酒，一些患者可能需要避免食用含有咖啡因的食品和药品，如茶、咖啡、可乐以及一些非处方用药。谨慎应用某些治疗咳嗽或感冒的药物。

房颤患者最大的风险在于脑栓塞，这给患者、家庭以及社会造成严重不良影响。房颤防脑卒中治疗"三部曲"：药物治疗、导管消融、左心耳封堵。这三种方法没有先后之分，关键要综合患者的实际情况。

左心耳封堵术是近几年得到极大关注的一项新技术。2021年欧洲心脏病学会指南对它的定位是对于脑卒中高风险、长期口服抗凝药禁忌的患者，可以考虑经皮左心耳封堵术。导管消融也是一种处理房颤的有效方法，在阵发性房颤的节律控制中，导管消融越来越多地作为一线治疗方法。

九、卵圆孔未闭

1. 什么是卵圆孔未闭

卵圆孔未闭是一种特殊类型的房间隔交通，一般不引起有血液动力学意义的两心房间的分流，多数情况下没有相关的临床症状和体征。卵圆孔未闭是一种常见的先天性心脏畸形，在正常人群中发病率约为26%。卵圆孔一般在出生后第一年闭合，若大于3岁的幼儿卵圆孔仍不闭合称为卵圆孔未闭，成年人中有20%～25%的卵圆孔不完全闭合。卵圆孔未闭是目前成人中最为常见的先天性心脏异常，在正常人群中约4人中即可检出1人患有该病。卵圆孔未闭多无症状，难以听到杂音，心电图、胸部X线片均正常，因此不易被发现，也不被人们所重视。卵圆孔未闭的诊断主要是靠心脏超声检查来明确。卵圆孔未闭在经胸超声或经食管超声下显示左向右分流或右向左分流的卵圆孔未闭，超声声学造影能发现潜在的卵圆孔未闭，Valsalva动作或咳嗽试验可使卵圆孔未闭的检出率高达60%～78%。Valsalva动作或咳嗽试验由于可一过性升高右心房压，此时，注射微泡对比则可提高卵圆孔未闭的检出率。经食管超声对卵圆孔未闭的检出率是经胸超声的 3 倍。右心导管术可直接经未闭的卵圆孔从右心房进入左心房，证实卵圆孔未闭的存在。经食道超声心动图可以获得房间隔的细微结构图像，准确测量卵圆孔的大小，可显示经卵圆孔的异常血流，发现有无房间隔膨出瘤或附壁血栓等，因此被认为是目前诊断卵圆孔未闭的"金标准"。以往封闭卵圆孔依靠外科手术，而现在随着心导管技术的发展，相当一部分左向右分流先天性心脏病（如动脉导管未闭、房室间隔缺损）可经介入治疗根治。近年来的临床实践证明，这一技术永久性关闭开放的卵圆孔也是安全、有效、可行的。

2. 卵圆孔未闭与缺血性脑卒中

近年来的许多研究表明，卵圆孔未闭与不明原因的脑卒中患者之间存在着密切的联系。脑卒中是我国人群首位的致死原因及最常见的致残原因，有 10%～40% 的脑卒中原因不明或称为隐源性脑卒中。约 40% 不明原因的脑卒中患者发现存在卵圆孔未闭。大量临床数据证实隐源性脑卒中与卵圆孔未闭密切相关，已经证明 10%～40% 的卵圆孔未闭与隐源性脑卒中的发生密切相关。美国每年有 3 万～10 万名脑卒中患者是卵圆孔未闭所致的，中国有 15 万～50 万的脑卒中患者是卵圆孔未闭引起的。不明原因的脑栓塞患者卵圆孔未闭发生率（39.2%）高于有明确病因的脑栓塞患者卵圆孔未闭发生率（29.9%）。卵圆孔未闭导致的脑卒中，部分患者会留有残疾，甚至危及生命。

3. 卵圆孔未闭引起脑卒中的机制

卵圆孔未闭引起脑卒中的机制主要有以下几点：①反常栓塞，栓子可能是下肢深静脉或盆腔静脉的血栓，也可能是手术或外伤后形成的脂肪栓子、潜水病或减压病所致的空气栓子等，经过未闭的卵圆孔进入动脉循环而引发脑血管栓塞事件；②卵圆孔未闭相关房性心律失常导致心房内血栓形成；③卵圆孔未闭合并房间隔瘤。房间隔瘤是一个与脑卒中密切相关的解剖学因素，它可以随着心跳节律左右摆动，增加了分流量和血栓发生的可能性，有研究表明，合并房间隔瘤的卵圆孔未闭患者反复发作脑卒中的风险增加了 20 倍；④卵圆孔未闭相关的高凝状态可能诱发静脉栓子形成，增加反常栓子的可能性。

4. 卵圆孔未闭的治疗

卵圆孔未闭合并不明原因的脑栓塞或短暂性脑缺血发作时，为防止再发脑栓塞才进行卵圆孔未闭的治疗，以预防卵圆孔未闭所致的反向血栓。卵圆孔未闭的治疗方法有药物治疗（抗凝剂或抗血小板聚集制剂）、经导管封堵卵圆孔、外科手术关闭卵圆孔。建议对卵圆孔未闭合并不明原因脑卒中的患者常规使用经皮卵圆孔未闭封堵治疗，存在房间隔瘤伴有分流的卵圆孔未闭应预防性经皮卵圆孔未闭封堵治疗。

十、残余的左心耳

1. 什么是左心耳

左心有耳，一般称为左心耳。心脏由左右心室、左右心房四个腔组成，也就是我们经常说的"两室两厅"，两个心房靠上，由房间隔相隔，两个心室靠下，由室间隔相隔，而其中两个心房还通常分别各有一个"卫生间"，即左、右心耳，从心脏正面看这两个心房向外突出的部分很像心脏的两只耳朵，因此得名。

左心耳是胚胎时期原始左心房的残余，与发育成熟的左心房不同，左心耳内有丰富的梳状肌及肌小梁，导致表面凸凹不平，易使血流在此处产生旋涡和流速减慢。而且左心耳结构狭长、弯曲呈管状形态，有研究显示，左心耳的容积为 0.7 ～ 19.2 mL，开口大小为 5 ～ 27 mm，直径为 10 ～ 40 mm，长度为 16 ～ 51 mm。也就是说左心耳通常是"口小肚子大"的形态，这就使得血液容易进入却不容易流出来。

2. 左心耳承担什么样的生理功能

左心耳是胚胎时期原始左心房的残余，那它还有用吗？其实左心耳也是人体有用的器官，具有重要的生理作用。左心耳内含有较粗大的梳状肌（类似于心室肌），比心房其他部位的肌组织有更强的主动收缩功能，当左心房压力容量变化时，左心耳可以通过主动收缩参与调整左心房的血流动力学变化。近年来，研究发现左心耳的心肌内有多种祖细胞，推测其可能参与心脏损伤的修复。另外左心耳还有重要的内分泌功能，能够分泌心房钠尿肽（ANP）和脑钠肽（BNP），而这两种肽类激素都有促进体内钠、水排出的功用，对于心衰的患者是重要的机体自我保护性激素。有研究显示，左心耳局部的 ANP 浓度是其余心房组织含量的 40 倍，其分泌的 ANP 占机体总量的 30% 左右。此外，左心耳还具有一定的电生理传导作用。

虽然左心耳是胚胎时期原始左心房的残余，承担着重要的生理功能，但是它却是脑卒中发病的重要起因。左心耳呈"口小肚子大"的形态，这就使得血液容易进入却不容易流出来，经常会"藏污纳垢"，在一些特殊情况下左心耳也就成了血栓最容易形成的地方，成为血栓的"窝点"。

心脏正常搏动节律下血流规则有力，而当心房颤动发生时，左心房的正常节律被打乱，由于搏动频率过快，心房收缩无力，有效搏动减弱，导致左心房内血流速度减慢，而左心耳内血流速度会更慢，左心耳变成一个相对静止的"袋子"，当左心耳内血流速度减慢到一定程度，血液成分滞留其中、凝固从而形成血栓。

3. 左心耳与脑卒中的关系

房颤与心房病是导致左心耳功能异常的常见病因。近年的研究发现，房颤时左心耳内形成血栓与患者的年龄、心脏的功能、凝血状态、并存的疾病（如高血压、糖尿病）等因素有关。这些因素可以引起心耳结构和功能改变、心耳内膜损伤、凝血功能改变，从而诱发和促进左心耳内血栓形成。左心耳血栓的形成与左心耳的解剖形态有密切的关系。左心耳的内腔内凹陷多、隐窝深的结构容易形成血栓。左心耳分为鸡翅状、菜花状、风向标状和仙人掌状四种类型，其脑卒中发病风险是鸡翅状 4%、仙人掌状 12%、风向标状 10%、菜花状 18%，其中鸡翅状发生血栓的风险最低，而菜花状最容易形成血栓。

房颤患者出现左心耳功能异常，也就是左心耳内积聚血栓，成为血栓的"窝点"，早在 1930 年就发现房颤患者存在左心耳内血栓。一旦血栓脱落，便会随血液流动，到冠状动脉处形成栓塞就会引起心肌梗死，到四肢动脉处形成栓塞便会引起四肢动脉栓塞坏死，一旦在大脑动脉处形成栓塞便会引起缺血性脑卒中。一旦发生脑卒中，轻则致残，重则致死。房颤是引起缺血性脑卒中的主要原因之一。随访调查显示，房颤患者五年脑卒中的发病率高达 20%，脑卒中发病后一年死亡率达 30%。而房颤导致脑卒中的血栓 90% 以上起源于左心耳，因此处理心房颤动的目的主要是预防脑卒中。

4. 左心耳如何检查

由于左心耳的部位靠后，大部分情况被左心房主体遮挡部分，因此常规的经胸心脏超声检查很难观察到，但它与食管近邻，想要了解它的内部结构以及其内是否有血栓形成，可以像做胃镜一样，把超声探头放到食道内观察，进行经食道心脏超声检查（TEE）。也可以通过 CT 左心耳造影和左心耳造影检查。

5. 左心耳血栓如何预防

对于房颤患者，普遍接受的观点是房颤并发脑卒中的原因是左心耳内血栓形成和脱落。当然不必过于焦虑左心耳存在所带来的血栓威胁，因为通过应用华法林或新型口服抗凝药规律有效地进行抗栓治疗可以预防左心耳内血栓的形成，从而避免各种栓塞事件的发生。

以往对房颤治疗的重点是恢复窦性心律和维持窦性心律以及应用药物抗凝治疗。近十多年来房颤的射频消融治疗日益受到重视和被广泛地接受。但是房颤射频消融治疗的成功率大约只有 50%，有些患者需要反复多次射频消融。射频消融是一种有创性的治疗方法，费用高，操作时间长，疗效不理想，且患者众多，医疗资源有限，大部分患者不可能承受得了高额的医疗费用。抗凝治疗仍然是防治房颤血栓栓塞事件的主要方法。国内应用的抗凝血药物主要是华法林。由于安全范围窄，需要反复监测凝血指标，且出血并发症的发生率高，临床应用受到限制。达比加群、利伐沙班、阿哌沙班等新型抗凝药物价格高，疗效并不理想，出血并发症仍不能避免。

针对左心耳的积极外科手术和介入手术应运而生：左心耳切除术及介入封堵术。对于瓣膜病房颤的患者在进行心脏瓣膜修补术或换瓣手术的同时可考虑术中切除左心耳，对于非瓣膜病房颤的患者目前最主要的还是通过心内科介入手段封堵左心耳。

左心耳封堵术主要适用于脑卒中风险高、有抗凝治疗禁忌、出血风险高或不愿意长期服用抗凝药的房颤患者。75 岁以上老年人是服用华法林出血的高危人群，有学者建议将年龄在 75 岁以上的人群作为华法林抗凝治疗的相对禁忌证，这类人群可考虑实行左心耳封堵术预防脑卒中。左心耳封堵术是预防房颤脑卒中的新方法！

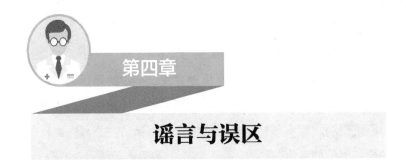

谲言与误区

一、脑卒中的 10 个认识误区

你了解脑卒中吗？从来没有哪一种疾病能像脑卒中那样瞬间就可能让人失去生活的尊严：口眼歪斜，四肢麻木，甚至瘫痪在床……来看看大家在脑卒中防治中都存在哪些误区。

1. 误区一：我不会发生脑卒中

很多人觉得，脑卒中是老年病，我年轻，家族中又没有这样的病史，我的血压也不高，生活很注意，每年都体检，所以我肯定不会发生脑卒中。其实，全世界每 6 个人中就有 1 个人可能发生脑卒中，每 2 秒钟就有 1 个人发生脑卒中，每 6 秒钟就有 1 人死于脑卒中，每 6 秒钟就有 1 人因脑卒中而永久致残。

事实上，人的一生中，任何年龄都可能会发生脑卒中，脑卒中的发病不分性别和年龄。中国脑卒中发病的平均年龄是 66 岁，比美国早 10 岁。其中，小于 45 岁的患者已接近全部患者的 1/5。而且，大多数脑卒中患者发病前都毫无征兆，只有不到 1/3 的患者有短暂性缺血发作史。

2. 误区二：颈动脉筛查 = 脑卒中筛查

经常在门诊听到患者说，颈动脉筛查等于脑卒中筛查，颈动脉有斑块就会发生脑卒中。

脑卒中筛查是一个综合过程。在此过程中，关于脑血管、颈动脉等检查只是其中的一部分，是否发病还要看是否具有危险因素，第一个是行为因素，最大的危险是吸烟，第二个是精神压力，第三个是运动量减少，这是三大危险因素。疾病因素包括高血压、糖尿病、心脏病，当然还包括血脂异常和其他疾病。因此即使有颈动脉斑块也不要紧张，它不一定就意味着脑卒中。

3. 误区三：脑血管检查正常，就不会患脑血管疾病

在脑血管疾病中，血管因素只是原因之一。有统计显示，1/5 的脑血管疾病是源于心脏疾病，尤其是房颤，和血管毫无关系。所以脑血管检查结果正常，并不意味着不会患脑血管疾病。

4. 误区四：有些食物或行为是防治脑卒中的灵丹妙药

经常有人说自己有防病绝招，例如吃纳豆、卵磷脂、健身茶，每天用梳子梳头，每天在公园里倒行 1 万步等。这些真的能预防脑卒中吗？

对于养生保健来说，有时候规律生活的作用甚至超过医学。任何食物，包括常说的保健食品如纳豆、卵磷脂等，真正有效的不多，最好的食物还是我们每天吃的蔬菜、水果。预防脑卒中最好的运动就是快走。但来自美国健康研究所的调查显示，剧烈运动会增加脑出血，因此运动也是要有限度的。

5. 误区五：服用阿司匹林可以预防脑卒中

中国阿司匹林的使用量远远低于国外。阿司匹林的使用是因人而异的，肯定不是任何人都能吃。阿司匹林适用人群包括以下 3 类：一是已经发生过心脏病的人，二是 45 岁以上的女性，三是有多重危险因素且未来发生心血管疾病风险高的人。以下人群最好不用阿司匹林：血压很高不易控制的人、有出血性疾病的人、有脑出血家族史的人。

脑卒中的防控措施是综合的，使用阿司匹林只是预防中的一环。尽管阿司匹林很有效，但不要忘记遵医嘱服用降压、调脂、降血糖的药物，因为这些也是重要的防治措施。

6. 误区六：药物有毒，保健品更安全

有人说药物说明书上写的副作用多，发生副作用的概率大。西药治标，中药才治本。而事实是不良反应发生的可能性和严重性与说明书写的多少没有关系。很多人担心长期吃预防脑卒中的药物会对肝脏有损害，但目前全世界还没有因为使用他汀类药物出现身体损害的报道，因此患者不要被说明书吓到了。

保健品的安全性未接受科学评价，有确切疗效的一定不是保健品，而且保健品很贵，所以大家一定不要盲目相信保健品而放弃安全性更高的药物，从而贻误病情。

7. 误区七：我病情轻，不用住院治疗

很多人发生脑卒中，认为自己症状很轻，不需要住院，在门诊输液就能好，这是错误的。其实，即便是轻度脑卒中，预后也常不如人意，死亡率和复发率都较高，因此即使出现轻度脑卒中也一定要重视。

从社会角度来说，短暂而轻微的脑卒中治疗价值更大。轻度脑卒中治好了就是正常人，不治疗的话可能就变成真正的脑卒中了。

8. 误区八：输液比吃药更有效

很多患者认为输液比吃药更有效，而实际上是吃药更管用。目前，中国已成为一个输液大国，所有医院都有输液室，但对于预防脑卒中而言，输液会有多少效果呢？

其实在脑卒中早期，输液有明显效果的并不多。在用药指南中，几乎没有输液这一条，还是以使用他汀类、抗血小板聚集和降压类药物为主，只有溶栓才需要静脉输液。

9. 误区九：活血＝疏通血管＝防治中风

经常有患者说："我现在每天吃三七、野生银杏茶，每天吃活血补品，就活了血了，就可以溶解血栓了。"这是错误的。溶栓风险很大，迄今为止还没有口服的溶栓药物。活血补品不能溶栓，更不能疏通血管。

10. 误区十：我病好了，不用吃药了

脑卒中的复发率是很高的，5年复发率达30%，1/3的人因为复发而再次住院。做过ESSEN脑卒中风险评分量表的患者，评分越高的人越要坚持吃药。还有的人因为腿脚能动了就不吃药了，实际上脑卒中发生后即使肢体康复了，血管堵塞的可能还存在，应该遵医嘱坚持服药。

二、降血脂谣言有哪些

高脂血是脑卒中的高危因素，也会导致心脏病、肥胖、全身血管病等其他疾病，因此降血脂成为公众健康的一个重要话题，但社会上有关降血脂的谣言也很多，你是否也信过？

1. 喝茶就能降血脂

现在的饭菜油水大，谁都想找个能把吃进去的油刮干净的食物，第一个想到的自然是茶。因为喝茶之后会觉得饿，那不就是把油刮掉的结果吗？其实，绝非如此！人们之所以喝茶后觉得饿，不是因为降脂了，而是因为茶中的咖啡因、茶碱等刺激了胃酸分泌，胃酸分泌多了，吃肉导致的油腻感就减轻了，肉的消化就加速了，甚至还能很快又感到饿，但体内的脂肪并不会因此而减少，喝茶刮油的错觉就来自这里。

事实上，只要食物吃进去了，转化为了脂肪，唯一的消脂办法就是运动或者服用降脂类药物。也许，当喝的茶过浓，人因此变得很兴奋，整夜不睡觉，由此暂时提升了基础代谢，增加了热量消耗，这样带来了暂时的减肥效果。现在有人提出黑咖啡减肥的理由，就是借助咖啡中的咖啡因来增加代谢，但这只是原理上的，实施起来效果甚微。以此类推，其他以茶为名义的各种减肥茶、降脂茶的效果都值得怀疑。如果效果真的立竿见影，那可能是其中偷偷添加了有减肥作用的药物，甚至还可能是禁药。

2. 吃素可以降血脂

吃素可以降血脂，这种观点是错的。素食确实有利于改善血脂异常，但只靠吃素并不一定能降血脂。人体中影响血脂合成和代谢的因素相当复杂，特别是在机体已经出现胰岛素抵抗、脂肪代谢失衡的情况下，单纯控制肉类和胆固醇的摄入有可能造成代谢紊乱，进一步升高脂血。

虽然说预防高脂血症就要尽量不吃或少吃胆固醇高的食物有一定的道理，但并不是说控制了饮食就不会患高脂血。人体内的胆固醇只有10%是来自食物，其他90%是通过自身合成，饮食在其中起到的作用并不具有决定性。血脂异常并不单纯是因为摄入脂肪过多造成的，饮食结构不均衡，吃得太荤或太素都会造成体内血脂代谢紊乱，引起高脂血。体内代谢紊乱的人，即使只吃素食，也可能会出现胆固醇过高的问题。

3. 血脂高，只要忌口就可以了

人体内只有 30% 的血脂来源于食物的消化吸收，肝脏等器官合成的血脂占70%。因此仅靠饮食控制血脂是起不到理想的作用的。但控制饮食和改善生活方式可有效降低血脂。

4. 喝酸梅汤能降血脂

研究发现，每天吃 100 克梅子有利于降低血脂，不过，研究者认为这是梅子中膳食纤维的作用。酸梅汤只是一种普通的饮料，由于乌梅本身的味道很酸，还有点苦涩，因此煮制时为了提升口感而多加糖，尤其是市售的乌梅汤饮料。摄入过多的糖反而会增加肥胖、高脂血等疾病的风险。

5. 洗血脂可以治高脂血

目前洗血脂主要采用"血浆析离"的方法，其目的是去掉血液中坏的 LDL 胆固醇。但事实上，洗血脂是不能治疗高脂血的，因为人体内的胆固醇含量不是固定不变的，它会转化、平衡，就算某次把血脂中的胆固醇"洗"去了，其作用仅能保持 5 ~ 7 天，只要代谢系统存在问题，它就可能会恢复原态。而且洗血脂的方法既昂贵又有风险，目前洗血脂技术并没有在正规的医院中应用。

6. 鱼油保健品降血脂有奇效

"脑黄金"、降血脂、促进智力发育……这些年，鱼油的功效被吹得神乎其神。这种热门保健品真的这么有效吗？从日常食物中摄取适量鱼油对健康有益，《中国居民膳食指南》建议一般成年人每周食用鱼类 280 ~ 525 g。虽然鱼油对体内甘油三酯的降低作用切实有效，可以降低心脏病、降低心脏病患者的死亡风险，对动脉粥样硬化、高胆固醇血症等可能有作用。但是广义上的鱼油既指鱼体内天然的脂肪，也包括胶囊等形态的鱼油制剂，长期服用鱼油制剂的做法存在广泛争议。首先，鱼油中的 DHA 和 EPA 的烯键很不稳定，容易被氧化，空气、光以及加工过程中的金属离子都有可能导致其氧化分解，因此鱼油制剂的有效性难以保证。此外，鱼油属于脂肪，将其当作正常饮食外的保健品服用会增加人体热量的摄入，造成消化负担，还可能导致脂肪堆积、免疫力下降等。因此，合理搭配饮食是获取营养的最佳途径，相比于通过服用制剂补充，直接食用鱼类才是更安全有效的方法。

7. 血稠就是血脂高

血液黏稠度从来都不是心内科医生判定血脂异常的标准，因为血液黏稠度与血脂高没有直接的因果关系，它只是一个受很多因素影响的物理性指标。例如同一个人，在天冷时血液就会变稠些；早上起床后没喝水，就比喝了水的黏稠度更高些。此外，血脂高的人可能血液黏稠度高，血糖高或甘油三酯高的人也可能血液黏稠度高。

8. 高脂血专找胖子，不喜欢瘦子

在人们的印象中，高脂血往往与肥胖划等号，似乎高脂血只是肥胖的人的"专利"。因此身材苗条的人则容易忽视血脂检查。殊不知，人的血脂水平与体形并无必然联系。高脂血症分为原发性和继发性，原发性高脂血症与环境及遗传有关；继发性高脂血症则继发于其他疾病，如糖尿病、高血压、肾病综合征、甲状腺功能低下、慢性阻塞性肝病、胰腺炎等。因此，体形瘦的人并不能对高脂血症"免疫"，只能说瘦的人患血脂紊乱的概率要低一些。

由此可见，瘦的人并不能高枕无忧，免于受高脂血的困扰。

9. 血脂异常，没症状就没事

高脂血患者可能会出现头晕、神疲乏力、失眠健忘等症状，但也有一些高脂血患者并没有出现任何症状，而这些没有任何症状的患者很可能会放松警惕。殊不知，高脂血早已成为人们不可忽视的危害心脑血管健康的慢性杀手。如果高脂血症长期没有得到有效的控制，很容易引发冠心病、心绞痛、心肌梗死、脑血栓、脑出血以及肾脏疾病。要想不给健康留隐患，就一定要重视高脂血的治疗。

10. 降血脂，降得越低越好

高脂血对血管潜移默化的危害必须引起重视，但血脂也绝不是降得越低越好。血脂过低，肿瘤的发生率会有所增加。因为胆固醇和甘油三酯都是人体必需的营养物质，太多或太少，都不利于健康。

血脂恢复正常，就不用吃药了吗？继发性血脂异常可随着原发疾病情况的改善而改善。但现代医学仍有许多血脂异常的原因还不明确。只有坚持服用调脂药物，将血脂维持在正常水平，才可明显减少冠心病、心肌梗死、脑卒中的发病率、致残率和死亡率。

总之，高脂血是一个值得大家关注的健康问题，降血脂的关键是管住嘴、迈开腿，其中健康饮食是基础，必要时按医嘱服药，同时也应了解一些关于降血脂的知识，掌握正确的知识才能做好健康管理。

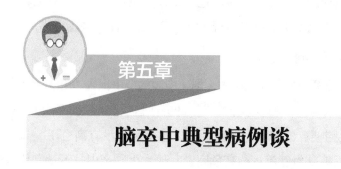

脑卒中典型病例谈

一、死亡之吻！男子吻痕致脑卒中丧命

2016 年一则报道称，墨西哥 17 岁男孩冈萨雷斯在和家人用餐时突然剧烈抽搐，虽然被紧急送往医院，但还是没能留住生命。据称，是女朋友在他脖子上留下的一个吻痕造成了他的死亡。

冈萨雷斯的家人称，冈萨雷斯的女友在他的脖子上用力一吻，使得冈萨雷斯脖子处的血管形成血栓并流至脑部，造成其脑卒中。

报道称，吻痕造成血栓，此前已有案例。2011 年，新西兰一名 44 岁的女子就因为脖子上被恋人留下吻痕，导致身体部分瘫痪。这名女子左手臂瘫痪，医生诊断她为轻度脑卒中。后来这名女患者服用了抗凝血剂，血块在数天后消失。

二、按摩按出脑卒中，这样的病例可不少见

对于久坐的上班族，去按摩肩颈放松已经成为消除疲劳的常见方式。深圳的肖先生（化名）没有想到，养生馆的颈部按摩竟然会造成脑梗死。

据《深圳特区报》报道，2021 年 9 月底，从事 IT 行业的肖先生感觉颈部不适，像落枕了，他在附近找了一家养生馆做颈部按摩。做完按摩，症状确实缓解了不少。

10 月 7 日晚上，肖先生出现头晕、呕吐，还以为是喝了变质的牛奶，于是去深圳大学总医院挂了急诊。经过检查排除了急性肠胃炎和食物中毒，急诊医生建议他去看神经内科。

接诊的神经内科副主任医师陈立铭感觉患者可能不同寻常：患者起病突然，头晕非常剧烈，表现出一种强迫体位。他立刻开具检查单，并安排患者住院。检查结果显示，肖先生脑子里面已经出现了梗死病灶，俗称"脑中风"。

1. 按摩造成椎动脉夹层

年轻人发生脑梗死也叫青年脑卒中。据《中国脑卒中报告 2019》显示，脑卒中患者的平均年龄为 66.4 岁，40 岁以下年龄段的男性脑卒中的发病率低于 30/10 万。

"青年人发生脑梗死的概率是比较低的，这个患者没有高血压、高脂血、糖尿病、吸烟和酗酒等脑血管疾病的高危因素，他发生脑卒中是不是有什么特殊原因呢？"陈立铭想。

肖先生想起之前做过的按摩，当时就觉得手法有点粗糙，力气还特别大。

陈立铭判定颈部按摩肯定是导致脑卒中的直接原因。此前，他已经多次见到颈部按摩后出现脑梗死的病例。

10 月 13 日，神经内科介入团队对肖先生做脑血管造影 DSA 检查，结果显示：右侧椎动脉 V1—V2 段夹层。

椎动脉平均管径 3 ～ 5 mm，其血管壁分为 3 层，分别是内膜、中膜和外膜，正常情况下 3 层紧密连接不分开，当受到外力作用或有病变时内膜会分开。

肖先生脖子右侧的椎动脉管壁内膜受到外力，撕裂形成开口，血流进入动脉内膜与中膜之间，形成"假腔"。在血流的冲击下，"假腔"越来越大，挤压"真腔"导致血管堵塞。局部脑组织区域血液供应出现障碍，进而导致脑组织缺血缺氧性病变坏死。

检查发现，肖先生右侧椎动脉管壁内膜撕裂的长度有 13 ～ 14 cm，比脖子还长。

10 月 15 日，神经内科介入团队李方明主任等对肖先生进行微创的右侧椎动脉腔内支架植入术。通过球囊扩张术将椎动脉壁重新撑开，随后在 V1 段、V2—V3 段交界处分别植入 2 枚支架，将血管壁牢牢地支撑起来，将撕裂口堵住，血液不再流向"假腔"。最终，右侧椎动脉恢复供血。

陈立铭说，如果患者病因没有被正确识别和诊断的话，危险性非常高，有可能椎动脉继续撕裂，导致生命危险。

2. 颈部按摩造成脑卒中并不少见

急性脑梗死具有较高的致残率和致死率。因为颈部按摩发生脑梗死的病例曾多次见诸报端。

2018 年,《看看新闻》报道上海市 27 岁的小张做完按摩后很快出现头晕、难受。当晚被送医,第二天经抢救无效身亡。原因为按摩造成颈部错位引发脑梗死,导致中枢神经障碍。

2018 年,《广州日报》报道一名 49 岁的女性做过颈部按摩,几天后突发头晕、构音障碍被送往医院。全脑血管造影发现颈部的椎动脉 V3 段夹层,血液无法流到脑部,导致脑内的基底动脉出现继发性栓塞。

有相关研究论文统计,颈部按摩导致脑血管意外的概率为 1/300 万～1/40 万。颈部按摩引起脑梗死的原因大多为血管内层撕裂引起动脉夹层。

比较特殊的一个病例是河南一名 46 岁的男性患者,脑梗死的原因为按摩导致动脉粥样硬化的斑块脱落引起动脉栓塞。

以上病例的共性原因是按摩手法均较重,按摩过程中对颈部过度牵拉和扭转、侧屈、前屈、后伸等。

按照中国中医科学院望京医院张振宇、温建民发表的论文《颈部推拿导致意外的原因及预防措施探讨》,颈部推拿造成的意外前四位是颈脊髓损伤、脑卒中、休克、寰枢椎脱位。颈部动脉剥离发生率不高,但危害性极大,需要引起重视。

论文指出,颈部动脉剥离发生的原因为"推拿手法操作时的旋转性颈项外力损伤了颅外椎动脉。椎动脉 C1、C2 段离开颈椎横突孔时突然改变方向,进入颅内。此部位最易受机械损伤,颈项外伤使颈椎横突孔压迫椎动脉,致其部分或完全撕裂,血液进入内膜、中层,甚至外膜、血管壁外,形成假性动脉瘤,血肿压迫致椎动脉管腔狭窄,同时在损伤处有血栓栓塞,此种并发症可致重残或死亡"。

广州市第十二人民医院神经内科副主任医师戴建武也曾接诊过按摩后出现后循环脑梗死的患者。在采访中,他建议大家最好不要按摩颈部,如果要按摩,应以按摩肌肉为主,避开重要的血管。

"颈部有重要的血管经过,颈部的左、右两个椎动脉通过枕骨大孔进入颅腔后,沿延脑的前外侧面上升,在桥脑下缘中线处汇合而成的基底动脉,也是脑内的一根大血管。而按摩从业人员不一定非常了解人体解剖结构,位置、力度把握不好。"

"这种疾病往往都是非常严重的,治疗花费巨大,这位患者治疗费用达到 12 万元。"作为医生,陈立铭不建议做颈部按摩,手臂、肩背部这些部位肌肉发达,可以进行按摩保健。

《颈部推拿导致意外的原因及预防措施探讨》则建议,临床上颈部推拿时要严格掌握颈部推拿适应证和禁忌证,对有脑血栓病史者慎用或不用旋转扳法。同时规范颈部手法操作,颈部旋转及侧屈手法要柔和,应遵循"稳、准、巧"的原则。